演習と解説

薬物動態学

昭和薬科大学教授　　　城西大学薬学部教授　　　大阪大谷大学薬学部教授
山崎浩史　　　　　　　夏目秀視　　　　　　　　橋爪孝典

編　集

東京 廣川書店 発行

―――――― **執筆者一覧**（五十音順）――――――

秋 元 雅 之	城西国際大学薬学部教授
木 村 聡一郎	城西大学薬学部助教
髙 良 恒 史	姫路獨協大学薬学部教授
立 石 正 登	長崎国際大学薬学部教授
夏 目 秀 視	城西大学薬学部教授
丹 羽 俊 朗	就実大学薬学部教授
橋 爪 孝 典	大阪大谷大学薬学部教授
長谷川 哲 也	城西国際大学薬学部准教授
村 田 　 亮	いわき明星大学薬学部教授
山 崎 浩 史	昭和薬科大学教授

演習と解説　薬物動態学

編者	山　崎　浩　史	平成 28 年 8 月 10 日　初版発行 Ⓒ
	夏　目　秀　視	
	橋　爪　孝　典	

発 行 所　株 式 会 社　**廣 川 書 店**

〒 113-0033　東京都文京区本郷 3 丁目 27 番 14 号
電話 03(3815)3651　FAX 03(3815)3650

は じ め に

　本書は，薬科大学生の薬物動態学領域の演習（計算問題あるいは図の読解を含む）とその解説をコンパクトにまとめた副読本である．

　本書の執筆者は，私立薬科大学にて教育の最前線で活躍中の教員であり，対数標記した薬物血中濃度の時間推移の読解から，一覧表にまとめた薬物動態学重要公式を駆使した薬剤師国家試験等の易しい解き方まで，日常学生諸君と接触する中で編み出した教育上のノウハウを持ち寄って本書を作成した．約150ページからなる本書に掲載された演習の総数は約100問であるので，年間を通じて開講される薬物動態学あるいは生物薬剤学の講義進行に合わせて，学生各自で計画的に自習できるように工夫されている．

　本書が薬科大学生の薬物動態学領域の演習の一助となることを願ってやまない．

編集幹事　　山崎　浩史

夏目　秀視

橋爪　孝典

目　　次

1 ｜ 吸　収　　　　　　　　　　　　　　　　　　（村田　亮）*1*

1-1　経口および非経口投与される薬物の生体膜透過と吸収 ……………1

1-2　吸収に影響する因子 ……………3

1-3　吸収過程における薬物相互作用 ……………5

1-4　薬物吸収における初回通過効果 ……………7

2 ｜ 分　布　　　　　　　　　　　　　　　　　　（丹羽　俊朗）*9*

2-1　血漿タンパク質との結合 ……………9

2-2　薬物の組織移行性（分布容積） ……………13

2-3　薬物の脳への分布 ……………16

3 ｜ 代　謝　　　　　　　　　　　　　　　　　　（橋爪　孝典）*21*

3-1　薬物代謝酵素とその誘導・阻害 ……………21

3-2　代謝過程における相互作用 ……………26

4 ｜ 排　泄　　　　　　　　　　　　　　　　　　（立石　正登）*29*

4-1　薬物の尿中排泄機構 ……………29

4-2　腎クリアランス ……………31

5 | 薬物速度論 ··· 39

5-1　線形コンパートメントモデルと薬物動態パラメータ········（木村聡一郎）39

5-2　線形1-コンパートメントモデル····················（秋元　雅之）51

    5-2-1　急速静注···51

    5-2-2　血中濃度データからの解析法····························51

    5-2-3　尿排泄データからの解析法·······························56

    5-2-4　定速静注（点滴投与）····································61

5-3　線形1-コンパートメントモデル（経口投与）·········（長谷川哲也）67

    5-3-1　吸収速度定数（残余法，フリップ・フロップ現象）·········67

    5-3-2　血中濃度-時間曲線下面積································72

    5-3-3　生物学的利用能と初回通過効果·························73

5-4　線形1-コンパートメントモデル（反復投与）·········（長谷川哲也）78

    5-4-1　血中濃度推移···78

    5-4-2　投与間隔と蓄積率···80

    5-4-3　初回負荷投与量と維持投与量····························82

5-5　線形2-コンパートメントモデル····················（髙良　恒史）84

    5-5-1　分布相と消失相···84

    5-5-2　血中濃度データからの解析法····························85

5-6　非線形薬物動態···································（髙良　恒史）88

    5-6-1　消失過程の飽和による非線形モデル·····················88

    5-6-2　タンパク結合の飽和による非線形モデル·················90

    5-6-3　消失過程の飽和による非線形モデル·····················91

5-7　モーメント解析···································（髙良　恒史）93

    5-7-1　平均滞留時間···93

    5-7-2　デコンボリューション····································95

5-8　組織（肝，腎）クリアランス·······················（橋爪　孝典）97

6 | TDM（Therapeutic Drug Monitoring）と投与設計

··（山崎　浩史）**105**

付録　1 | 薬物動態学を学ぶための簡単な数学，単位，公式，図の見方 ···················（夏目　秀視）**111**

1-1　薬物動態学に必要な基礎数学 ··111

1-2　濃度，量，単位 ··113

1-3　公式と数学，図の見方 ···114

付録　2 | 重要公式のまとめ ·······································（夏目　秀視）**119**

2-1　速度論全般に関連するパラメータ（線形 1-コンパートメントモデルを中心に）

··119

2-2　急速静脈内投与（**i.v. injection**）（線形 1-コンパートメントモデル）

時のパラメータ ··120

2-3　点滴静注（**i.v. infusion**） ··122

2-4　経口投与（**p.o.**） ···124

2-5　繰り返し投与 ···125

2-6　生理学的速度論 ···126

2-7　非線形速度論 ···129

2-8　モデル非依存性速度論解析（モーメント解析） ··131

索　引 ···**133**

吸収 1

1-1　経口および非経口投与される薬物の生体膜透過と吸収

（1）薬物の生体膜透過

　薬物の膜透過機構は，膜動輸送（エンド・エキソサイトーシス）を除き，単純（受動）拡散，促進拡散，一次性能動輸送および二次性能動輸送に分類される（表1-1）．また膜輸送のメカニ

表 1-1　膜輸送機構の分類

	単純拡散	促進拡散	一次性能動輸送	二次性能動輸送
担体介在	なし	担体あり	担体あり	担体あり
輸送形態	受動	受動	能動	能動
エネルギー	なし	なし	ATP	イオン勾配

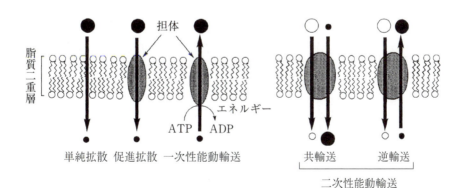

図 1-1　膜輸送のメカニズム

●：透過する物質
○：物質と共役して透過するイオン（Na^+, H^+など）
丸の大きさ：濃度
(NEW パワーブック生物薬剤学 第3版, p.16, 廣川書店より引用)

ズムについては図 1-1 に示す.

> **問 1-1** 薬物の生体膜透過機構に関する記述のうち，正しいのはどれか．1つ選べ．
> 1 単純拡散による薬物の生体膜透過は，薬物濃度（溶解度以下）が高くなると飽和現象を生じる．
> 2 促進拡散はトランスポーター介在輸送であり，エネルギーを間接的に消費する輸送系である．
> 3 pH 分配説に従って生体膜を透過する弱塩基性薬物の非イオン形分子の脂溶性が同じ程度の場合，pK_a が小さいほど小腸から吸収されやすい．
> 4 Michaelis-Menten 式に従う輸送において，薬物濃度が Michaelis 定数に比べて著しく低い領域では，輸送速度が薬物濃度に比例しない．

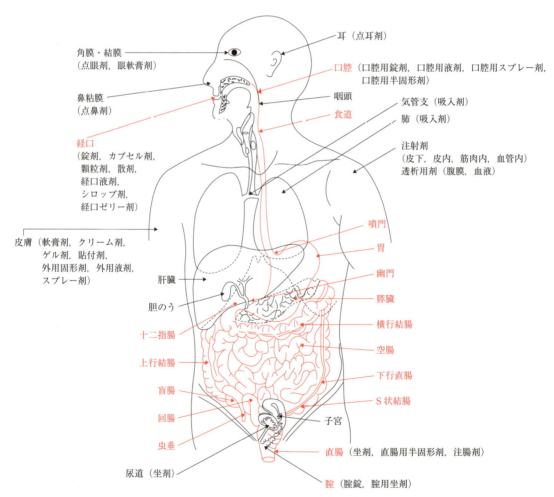

図 1-2　薬物の主な吸収部位と投与剤形
赤字：消化管

第1章　吸　収　　**3**

正 解 3

解 説 1　誤．単純拡散による薬物の生体膜透過は，溶解度以下であれば飽和現象を生じない．単純拡散による薬物の生体膜透過は Fick の法則に従うので，吸収部位の薬物濃度と透過速度の関係が直線となり，膜透過速度は薬物濃度に比例して上昇する．

2　誤．促進拡散はトランスポーター介在輸送であり，生体膜を隔てた物質の濃度勾配に従い，エネルギーを消費しない輸送系である．

3　正．同じ pH 条件下では，弱酸性薬物は pK_a が大きいほど分子形の割合が高く，弱塩基性薬物は pK_a が小さいほど分子形の割合が高くなり，吸収されやすい．

4　誤．Michaelis-Menten 式に従う輸送では，薬物濃度が Michaelis 定数に比べて著しく低い領域では，輸送速度は薬物濃度に比例する．

（2）薬物の吸収

薬物の主な吸収部位と投与剤形（図 1-2）を示す（赤字は主な消化管）．

1-2 吸収に影響する因子

薬物吸収に影響する因子は，(1)薬物の物理化学的性質，(2)製剤学的因子および(3)生体側の因子に分類される．

（1）薬物の物理化学的因子（分子量，脂溶性，解離など）

> **問 1-2**　単純拡散によって分子形のみが膜を通過する薬物 A，B がある．A は $pK_a=4.4$ の弱酸性薬物であり，B は $pK_a=8.4$ の弱塩基性薬物である．持続点滴投与により，A および B の血中濃度を一定にし，胃液内および小腸内液の薬物濃度が血中濃度と平衡に達したとき，定常状態の血中濃度に対する胃液内および小腸内液の薬物濃度の比はそれぞれいくらになるか．なお，血液の pH は 7.4，胃内溶液の pH は 2.4，小腸内液の pH は 6.4 とし，薬物は血漿中でタンパク質と結合しないものとする．

正 解　弱酸性薬物の胃/血液濃度比 $= (1+10^{-2})/(1+10^3) = 1.01/1001 = 1.01 \times 10^{-3}$

弱酸性薬物の小腸/血液濃度比 $= (1+10^2)/(1+10^3) = 101/1001 = 0.101$

弱塩基性薬物の胃/血液濃度比 $= (1+10^6)/(1+10) = 9.09 \times 10^5$

弱塩基性薬物の小腸/血液濃度比 $= (1+10^2)/(1+10) = 9.18$

解 説　2つの異なる pH をもつコンパートメント間の弱酸性薬物の濃度比は

$$C_2/C_1 = (1+10^{pH_2-pK_a})/(1+10^{pH_1-pK_a})$$

弱塩基性薬物の濃度比は

$$C_2/C_1 = (1+10^{pK_a-pH_2})/(1+10^{pK_a-pH_1})$$

として算出される．

（2）製剤学的因子（粒子径，表面積，塩，結晶形，水和物，添加剤，固体分散体，放出制御製剤など）

（3）生体側の因子（胃内容排出速度，運動性，胆汁酸，吸収部位の血流量，pH，酵素，吸収部位，併用薬物，食物など）

> **問 1-3** 薬物吸収に影響を及ぼす生理的因子のうちで，胃内容物排出速度が速くなる因子を2つ選べ．
> 1 脂肪食
> 2 空腹
> 3 メトクロプラミドの服用
> 4 プロパンテリンの服用
> 5 左を下に横臥

正解 2, 3

解説 胃内容排泄速度 gastric emptying rate（GER）は，食物（特に脂肪食），高い浸透圧，高い粘度，高い酸性度，精神作用の低下時，左を下に横臥，抗コリン薬（プロパンテリン）などで低下する．一方，空腹，不安，右を下に横臥，ドパミン受容体拮抗薬のメトクロプラミドなどで速くなる（表 1-5）．

リボフラビン（ビタミン B_2）は十二指腸で能動輸送により吸収され，絶食時に吸収が低下する（図 1-3 参照）．これは，胃から徐々に排出されることにより，吸収部位において能動輸送にかかわる担体の飽和が避けられるからである．

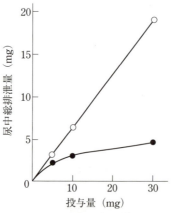

図 1-3 絶食時（●）および標準食摂取時（○）にリボフラビンを服用したときの投与量と尿中排泄量の関係

(Levy, G., Jusko, W. J., *J. Pharm. Sci.*, 55, 285-289 (1966))

1-3　吸収過程における薬物相互作用

　薬物の消化管吸収過程における薬物相互作用は，(1)トランスポーターが関与，(2)pH の変化が関与，(3)薬物の吸着および複合体形成が関与および(4)消化管運動の変化が関与するものが知られている（表 1-2～1-5）．

表 1-2　トランスポーターが関与する薬物相互作用

トランスポーターの種類	薬物（A）	物質（B）(薬物, 飲食物, 健康食品)	A の体内動態変化
ペプチドトランスポーター(PEPT1)	β-ラクタム系抗菌薬（セファドロキシル）	β-ラクタム系抗菌薬（セファレキシン）	血中濃度低下
アミノ酸トランスポーター(OAT)	パーキンソン病治療薬（α-メチルドパ, レボドパ）筋弛緩薬（バクロフェン）抗てんかん薬（ガバペンチン）	高タンパク食	血中濃度低下
有機アニオントランスポーター（OATP1）	抗アレルギー薬（フェキソフェナジン）	オレンジジュース, リンゴジュース	血中濃度低下
P-糖タンパク質（P-gp, MDR1）	心不全治療薬（ジゴキシン）β 遮断薬（タリノロール）ジギタリス製剤（ジゴキシン）三環系抗うつ薬（アミトリプチリン, ノルトリプチリン）	抗結核薬（リファンピシン）14 員環マクロライド系抗菌薬（エリスロマイシン）β 遮断薬（タリノロール）セントジョーンズワート（西洋オトギリソウ）	血中濃度低下 血中濃度上昇 血中濃度上昇 血中濃度低下

表 1-3　pH の変化が関与する薬物相互作用

pH	薬物（A）	物質（B）(薬物, 飲食物, 健康食品)	B による pH の変化	A の体内動態変化
消化管内	弱酸性薬物	金属イオン性制酸薬（$NaHCO_3$, $Al(OH)_3$, MgO, $CaCO_3$）H_2受容体拮抗薬（シメチジン, ラニチジン, ファモチジン）プロトンポンプ阻害剤（オメプラゾール, ランソプラゾール）	アルカリ性に傾く	血中濃度低下
	弱塩基性薬物	同上	アルカリ性に傾く	血中濃度上昇
	弱酸性薬物	クエン酸, リン酸希塩酸, アスコルビン酸	酸性に傾く	血中濃度上昇
	弱塩基性薬物	同上	酸性に傾く	血中濃度低下

第1章　吸　収

表 1-4　薬物の吸着，結合および複合体形成が関与する薬物相互作用

薬物（A）	物質（B） （薬物，飲食物，健康食品）	Bとの反応	Aの体内動態変化
コレステロール 胆汁酸 プラバスタチンナトリウム フェニルブタゾン ワルファリン テトラサイクリン ジギタリス製剤 　（ジギトキシン，ジゴキシン）	陰イオン交換樹脂 （コレスチラミン，コレスチミド）	吸着	血中濃度低下
経口製剤	活性炭製剤	吸着	血中濃度低下
ニューキノロン系抗菌薬 　（エノキサシン，ノルフロキサシン，シプロキサシン） テトラサイクリン系抗菌薬 　（テトラサイクリン，ドキシサイクリン，ミノサイクリン） ビスホスホネート系薬剤 　（リセドロン酸ナトリウム）	金属イオン含有製剤 牛乳などの乳製品	不溶性キレートの形成	血中濃度低下

表 1-5　消化管運動の変化が関与する薬物相互作用

	薬物(A)	物質(B) （薬物，飲食物，健康食品）	Bによる消化管運動の変化とAの体内動態
消化管運動を亢進	消化管から速やかに吸収される薬物（アセトアミノフェンなど）	コリン作動性薬物 　（モサプリド） ドパミン受容体拮抗薬 　（メトクロプラミド，ドンペリドン）	胃内容排泄時間の短縮により吸収速度が増大．しかし，総吸収量は変化しない．
	小腸上部に輸送担体が局在している薬物（リボフラビン）	コリンエステラーゼ阻害薬（ジスチグミン）	十二指腸滞留時間の短縮により総吸収量が減少．
	酸に不安定な薬物（レボドパ，メチルジゴキシン，ペニシリン，ベンゾジアゼピン）		胃内容排泄速度の短縮により胃内での分解が減少し，吸収速度と総吸収量が増加．
消化管運動を抑制	消化管から速やかに吸収される薬物（アセトアミノフェンなど）	抗コリン薬 　（プロパンテリン，アトロピン，ブチルスコポラミン）	胃内容排泄時間の延長により吸収速度が遅延．しかし，総吸収量は変化しない．
	小腸上部に輸送担体が局在している薬物（リボフラビン）	アヘンアルカロイド 　（モルヒネ，コデイン） 抗ヒスタミン薬 　（ジフェンヒドラミン）	十二指腸滞留時間の延長により総吸収量が増加．
	酸に不安定な薬物（レボドパ，メチルジゴキシン，ペニシリン，ベンゾジアゼピン）	フェノチアジン系薬物 　（クロルプロマジン） 三環系抗うつ薬 　（イミプラミン，アミトリプチリン）	胃内容排泄速度の延長により胃内での分解が増加し，吸収速度と総吸収量が減少．

（NEWパワーブック生物薬剤学，pp. 357-365，廣川書店より引用，一部改変）

第1章　吸　収

> **問 1-4**　65 歳女性．老年内科を受診，骨粗しょう症と診断され，下記の処方が出された．
>
> （処方）
>
> リセドロン酸 Na 錠　17.5mg　1 回 1 錠（1 日 1 錠）
>
> 　　　　　　　　　　毎週水曜日　起床時　4 日分（投与実日数）
>
> 　この患者は，日常的に牛乳を服用していることがわかった．リセドロン酸 Na 錠の牛乳による服用についての記述のうち，正しいのはどれか．1 つ選べ．
>
> 1　牛乳中の油脂成分によりリセドロン酸の溶解が促進され，良好に吸収される．
>
> 2　牛乳中の油脂成分により胃粘膜が保護されるので，服用後，すぐに横になってよい．
>
> 3　リセドロン酸は，牛乳中のカルシウムイオンとキレートを形成するので，吸収が低下する．
>
> 4　カルシウム補給のためにも，牛乳での服用が推奨されている．
>
> 5　リセドロン酸は，牛乳中の成分とは特に相互作用しないので，水で服用した場合と比べて，吸収に違いは認められない．

正　解　3

解　説　リセドロン酸 Na などのビスホスホネート系薬剤は，消化管内で Ca，Mg 等などの多価陽イオンとキレートを形成し，不溶性の塩となり，吸収率が低下することが知られている．そのため，牛乳など水以外の飲料との服用は避ける．

1-4 ┃ 薬物吸収における初回通過効果

　経口投与後に消化管粘膜上皮細胞を通過した薬物は，腸管壁の血流に移行し，門脈を経て肝臓に到達する．その過程で薬物は代謝を受けずに全身循環へ移行するものもあるが，消化管や肝臓に存在する薬物代謝酵素により代謝を受けるものもある．消化管で吸収された薬物が循環血液中へ入る前に代謝され，未変化体薬物の循環血液中移行量が低下することを初回通過効果 first-pass effect という．腸管粘膜で代謝を受けやすい薬物として，レボドパ，イソプレナリン，ミダゾラムなどがあげられる．また主に肝臓で代謝を受けやすい薬物として，ニトログリセリン，テストステロン，エストラジオールなどがあげられる．

　経口投与された薬物が消化管で 100％溶解し，吸収されて，消化管，肝臓において代謝されずに全身循環血に移行すれば，バイオアベイラビリティ（生物学的利用能，F）は 100％，$F = 1$ となる．しかし，実際には消化管粘膜や肝臓などで代謝を受ける場合があり，F が 1 以下となる．消化管粘膜へ入る割合（F_f または F_a），消化管粘膜での代謝を回避できる割合（F_g），肝臓での代謝を回避できる割合（F_h）とする時，最終的に全身循環血に移行するバイオアベイラビリティ F は次式

$$F = F_a \cdot F_g \cdot F_h$$

で表される（図1-4）．

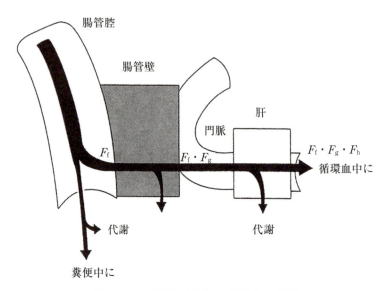

図1-4 初回通過効果を支配する要因
（わかりやすい生物薬剤学 第3版, p.33, 廣川書店より引用）

問1-5 ある薬物は消化管粘膜へ入る割合（F_a）が90％，消化管粘膜での代謝を回避できる割合（F_g）が80％，肝臓で代謝を回避できる割合（F_h）が70％であった．投与された薬物の全身循環血に移行する％を求めよ．

正解 50.4％

解説 $F = 0.9 \times 0.8 \times 0.7 = 0.504$

バイオアベイラビリティFは50.4％となる．

つまり，投与された50.4％が全身循環に移行したことになる．

注：F_aのことを国家試験では，吸収率と表現する場合が多いので注意する．

また，F_gのことを，2016年2月の国家試験（第101回）では，小腸利用率（小腸アベイラビリティ）と表現した．

分布 2

2-1 血漿タンパク質との結合

A 血漿タンパク結合および組織内結合との関係

> **問 2-1** 薬物の血漿タンパク結合に関する記述のうち，正しいのはどれか.
> 1 薬物と血漿タンパク質との結合の親和性は結合定数で表され，この数値が小さいほど親和性が高い.
> 2 ジアゼパムは，アルブミン分子上の薬物結合部位のサイトⅡに結合する.
> 3 プロプラノロールは，α_1-酸性糖タンパク質に結合する.
> 4 インドメタシンは，ワルファリンの血漿タンパク結合を競合的に阻害し，抗血液凝固作用を減弱させる.
>
> （94回 問 154 改変）

正 解 2, 3

解 説 〈血漿中の主な結合タンパク質〉

結合タンパク質	サイト	主な薬物
アルブミン	サイトⅠ（ワルファリン・サイト）	ワルファリン，フェニルブタゾン，インドメタシン，トルブタミド，フェニトイン，フロセミドなど（比較的，酸性薬物が多い）
	サイトⅡ（ジアゼパム・サイト）	ジアゼパムなどのベンゾジアゼピン類，イブプロフェンなど
	サイトⅢ（ジギトキシン・サイト）	ジゴキシン，ジギトキシンなど
α_1-酸性糖タンパク質		プロプラノロール，リドカイン，イミプラミン，ジソピラミド，キニジンなどの塩基性薬物

1 誤. 薬物と血漿タンパク質との結合の親和性は結合定数で表され，結合定数が大きい

薬物ほど薬物と血漿タンパク質との親和性は高い．

2　正．アルブミン分子には上記の表に示す3種の結合サイトがあり，ジアゼパムはサイトIIに結合する．

3　正．α_1-酸性糖タンパク質は，プロプラノロール，リドカイン，イミプラミン，ジソピラミドなどの塩基性薬物と結合しやすい．

4　誤．インドメタシンとワルファリンはともに結合サイトIに結合するため，インドメタシンを併用することにより，ワルファリンの血漿タンパク結合を競合的に阻害し，ワルファリンの非結合形薬物の割合が増大するため，抗血液凝固作用を増強する可能性がある．

B　タンパク結合および結合阻害の測定・解析方法

> **問 2-2**　ある薬物のアルブミンに対する結合定数を，半透膜の袋を用いた平衡透析法により測定した．袋の内液中のアルブミンの濃度を 2.4 mmol/L，外液中の薬物初濃度を 1.0 mmol/L とし，平衡状態に達したときの外液中の薬物濃度を測定したところ，0.3 mmol/L であった．薬物の結合定数 K (L/mmol) を求めよ．ただし，アルブミン1分子当たりの薬物の結合部位数を1とする．また，内液および外液の容積は同じで，薬物もアルブミンも容器や膜には吸着しないものとする．
>
> （90回　問154改変）

正解　0.67 mmol/L

解説

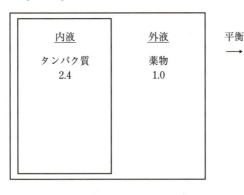 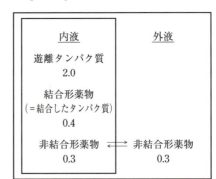

1）透析前
　外液：[非結合形薬物] = 1.0 mmol/L
　内液：[タンパク質] = 2.4 mmol/L

2）透析後
　平衡状態に達したとき，膜の両側で非結合形薬物濃度が等しく，タンパク質であるアルブミンは半透膜を透過しない．

外液：[非結合形薬物] = 0.3 mmol/L
内液：[非結合形薬物] = 0.3 mmol/L

内液と外液に非結合形薬物が 0.3 mmol/L ずつ存在するため，

[結合形薬物] = [薬物と結合したアルブミン] = 1.0 − (0.3+0.3) mmol/L
= 0.4 mmol/L

[遊離のアルブミン] = 2.4 − 0.4 mmol/L = 2.0 mmol/L

結合定数 K は次式で示される．

$$結合定数 K = \frac{[結合形薬物]}{[非結合形薬物][遊離タンパク質]}$$

したがって，

$$K = \frac{0.4\ (\text{mmol/L})}{0.3\ (\text{mmol/L}) \times 2.0\ (\text{mmol/L})} = 0.67\ (\text{L/mmol})$$

問 2-3 下図は，薬物と血漿タンパク質との結合実験の結果から得られた両逆数プロットである．この薬物の血漿タンパク質に対する結合定数 K $[(\mu\text{mol/L})^{-1}]$ を求めよ．ただし，図中の r は血漿タンパク質 1 分子当たりに結合している薬物の分子数を，$[D_f]$ $(\mu\text{mol/L})$ は非結合形薬物濃度を示す．

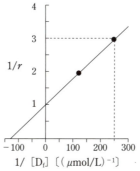

(99 回　問 168 改変)

正解 125 $(\mu\text{mol/L})^{-1}$

〈Langmuir 式〉

$$\frac{[DP]}{[P]} = r = \frac{n \cdot K \cdot [D_f]}{1 + K \cdot [D_f]}$$

　$[DP]$：結合形薬物濃度
　$[P]$：タンパク質濃度
　　r：タンパク質 1 分子当たりの結合薬物分子数
　　n：結合部位数
　　K：結合定数
　$[D_f]$：非結合形薬物濃度

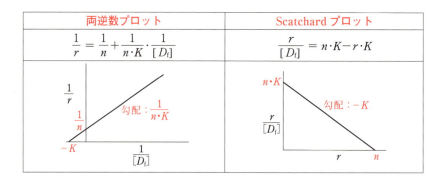

両逆数プロットでは，縦軸切片が $1/n$，横軸切片が $-K$，傾きが $1/nK$ を示す（上図参照）．
設問の図において，縦軸切片が1であることから，$1/n = 1$　$n = 1$．
また，グラフの傾きから，上記の $n = 1$ を代入して，
　　　　$1/nK = (3-1)/(250-0) = 1/125$
　　　　$K = 125$ $(\mu mol/L)^{-1}$

問2-4　図中の破線は，薬物Aと血漿タンパク質との結合実験の結果から得られたScatchardプロットである．この薬物AのScatchardプロットは，競合阻害を示す薬物Bの共存により実線で示す直線となった．最も適切な図はどれか．ただし，図中の r は血漿タンパク質1モル当たりに結合している薬物のモル数を，C_f は非結合形薬物濃度を表す．また，非競合的阻害を示す薬物Cの共存では，実線で示す直線として，どれが最も適切な図であるか．

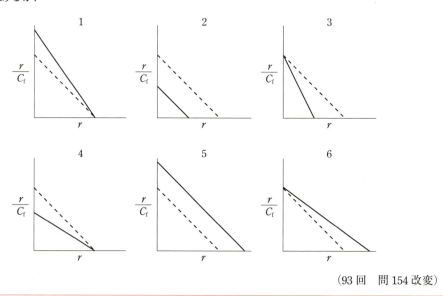

（93回　問154改変）

正解　薬物B（競合阻害の場合）：4，薬物C（非競合阻害の場合）：2

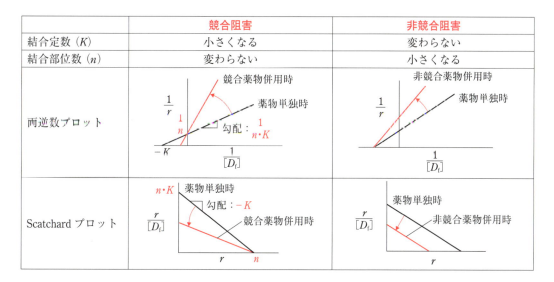

1) 薬物 B（競合阻害の場合）

薬物とタンパク質との結合は特異性が低く，多くの薬物がアルブミン分子上の共通の部位と結合する．そのため，タンパク結合の競合的な阻害が起こる．競合阻害では，薬物とタンパク質との結合定数（K）が下がるが，結合部位数（n）は変化しない．よって，グラフは横軸の切片（n）に変化がなく，傾き（$-K$）が小さくなる変化が起こる．したがって，4となる．

2) 薬物 C（非競合阻害の場合）

タンパク結合の非競合的な阻害：薬物とタンパク質との結合定数（K）は変化しないが，結合部位数（n）は減少する．よって，グラフは横軸の切片（n）が小さくなり，傾き（$-K$）は変わらない．したがって，2となる．

2-2 薬物の組織移行性（分布容積）

> **問 2-5** 薬物の生体内移行に関する記述のうち，正しいのはどれか．
> 1　一部の薬物の母体から胎児への移行は，胎盤関門（血液胎盤関門）により制限されている．
> 2　脳組織中の脈絡叢には，ベンジルペニシリンを脳脊髄液から血液中へ排出する機構が存在する．
> 3　エバンスブルーは，血漿中のアルブミンとほとんど完全に結合するため，その分布容積は血漿容積とほぼ等しくなる．
> 4　肝臓の毛細血管壁の構造は，有窓内皮に分類される．
>
> （95回　問155改変）

14 第2章　分　布

正解　1, 2, 3

解説　1　正. 胎盤関門（血液胎盤関門）は，母体と胎児の間で内因性物質や薬物の交換を調節しており，一部の薬物の母体から胎児への移行は，胎盤関門により制限されている．

2　正. ベンジルペニシリンなどのβ-ラクタム系抗生物質は，脈絡叢上皮細胞膜に存在する有機アニオン輸送系により，脳脊髄液から循環血液方向に排出される．

3　正. エバンスブルーは，体内で代謝が少なく，血漿アルブミンとほとんど完全に結合しており，ほとんどが血漿中に分布するため，分布容積は血漿容積にほぼ等しくなる．

4　誤. 肝臓（類洞 sinusoid），脾臓，骨髄などの毛細血管壁の構造は，不連続内皮に分類され，内皮細胞の間に大きな開口部があり，低分子物質だけでなく高分子物質も自由に移行することができる．腎臓や小腸などの毛細血管壁の構造が，有窓内皮に分類される．

問 2-6　薬物の組織移行に関する記述のうち，正しいのはどれか．

1　皮膚，筋肉，脂肪などの組織では，組織単位重量当たりの血流量が小さいために，一般に血液から組織への薬物移行が遅い．

2　脳組織中の脈絡叢では上皮細胞どうしが強固に結合し，血液脳脊髄液関門を形成している．

3　分子量 5,000 以下の薬物は，筋肉内投与後，リンパ系に選択的に移行する．

4　組織結合率が同じ場合，血漿タンパク結合率が低い薬物に比べ高い薬物の分布容積は大きい．

（97 回　問 168 改変）

正解　1, 2

解説　1　正. 脈管系の乏しい皮膚，筋肉，脂肪などの組織では，組織単位重量当たりの血流量が小さいため，血液からの薬物移行が遅い．

2　正. 脈絡叢では上皮細胞どうしが強固に結合し，血液脳脊髄液関門を形成している．脈絡叢では，物質は血液から脳脊髄液に移行した後，脳へ移行する．

3　誤. 筋肉内投与後，分子量 5,000 以下の薬物は血管系へ，分子量 5,000 以上の薬物はリンパ系に移行しやすい．

4　誤. 血漿タンパク質と結合した薬物は，毛細血管壁を透過することが困難である．そのため，組織結合率が同じ場合，血漿タンパク結合率が低い薬物に比べ高い薬物の分布容積は小さい．

問 2-7　薬物の肝臓への分布および胆汁中排泄に関する記述のうち，正しいのはどれか．

1　肝実質細胞の血管側膜には種々の輸送担体が発現し，多くのアニオン性薬物やカチオン性薬物の肝取り込みに関与している．

2　肝実質細胞から毛細胆管への薬物輸送機構は，多くの場合，薬物の濃度勾配を利用した単純拡散である．

3　分子量の小さい薬物ほど，胆汁中へ排泄されやすい．

4　血中においてアルブミンに結合している薬物も Disse 腔に入り，肝実質細胞の近傍に到

第 2 章　分　布　　**15**

達することができる.

5　肝臓において抱合代謝を受け，胆汁中に排泄された薬物は，一般に分子量が大きく親水性が高いので，すべて糞便中へ排泄される.

(98 回　問 169 改変)

正解　1, 4

解説　1　正. 肝実質細胞の血管側膜には，有機アニオン輸送系，有機カチオン輸送系などの種々の輸送担体が発現し，多くのアニオン性薬物やカチオン性薬物の肝取り込みに関与している.

2　誤. 肝実質細胞から毛細胆管への薬物輸送機構は，単純拡散や能動輸送である.

3　誤. 分子量が 350～5000 程度の薬物が胆汁中に排泄されやすい. 分子量が 350 以下または 5000 以上の薬物は胆汁中に排泄されにくい.

4　正. 肝臓の血管内細胞は不連続性であるため，血漿タンパク結合した薬物も透過できる. そのため，アルブミンと結合した薬物は，血管から透過し，Disse 腔に入り，肝実質細胞の近傍に到達することができる.

5　誤. 肝臓において抱合代謝を受け，胆汁中に排泄された薬物は，一般に分子量が大きく親水性が高いので，糞便中へ排泄されやすい. しかし，グルクロン酸抱合を受けた代謝物は，腸内細菌により代謝され（β-グルクロニダーゼによる脱抱合），消化管から再び吸収される（**腸肝循環**）. そのため，抱合代謝を受け胆汁中に排泄された薬物のすべてが糞便中に排泄されるわけではない. 腸肝循環をする薬物には，インドメタシン，ジクロフェナク，クロラムフェニコール，ジゴキシン，モルヒネなどがある.

問 2-8　薬物のリンパ系への移行に関する記述のうち，正しいのはどれか.

1　リンパ液の流速は血流速度の数百分の一と遅いが，リンパ系を介する薬物の組織分布は血管系を介するものとほぼ等しい.

2　リンパ系に移行した薬物がもとのリンパ液中に戻り，循環を繰り返す可能性は低い.

3　筋肉内に投与した薬物がリンパ系，血管系のどちらに吸収されるかは分子量に依存し，その境界の分子量は約 30,000 である.

4　消化管からリンパ系を介して吸収された薬物は，肝初回通過効果を受けない.

(96 回　問 153 改変)

正解　2, 4

解説　1　誤. リンパ液の流速は血流速度の数百分の一と遅いため，一般的に薬物の組織分布へのリンパ系の寄与は血液循環に比べて小さい.

2　正. リンパ管には逆流防止の弁があり，逆流が防がれているため，リンパ系に移行した薬物がもとのリンパ液中に戻る可能性は低い.

3　誤. 筋肉内に投与した薬物がリンパ系，血管系のどちらに吸収されるかは分子量に依存し，その境界の分子量は約 5,000 である. 分子量が 5,000 以下の薬物は毛細血管なら

第2章 分布

びに毛細リンパ管に移行し，分子量5,000以上の薬物は毛細血管を透過できず，血液よりもリンパ液への移行が増大する．

4　正．消化管からリンパ系を介して吸収された薬物は胸管リンパから鎖骨下静脈に入る．門脈を通らないことから，肝初回通過効果を受けない．

2-3　薬物の脳への分布

A　血液脳関門および血液脳脊髄液関門

> **問2-9**　血液脳関門に関する記述のうち，正しいのはどれか．
> 1　血液脳関門の実体は，脈絡叢上皮細胞である．
> 2　分子量の大きな薬物は，血液脳関門を透過しやすい．
> 3　血液脳関門には種々の栄養物質の輸送系が存在し，一部の薬物はこの輸送系によって脳内へ分布する．
> 4　薬物の水溶性が高いほど，単純拡散による脳への移行性は大きい．
> 5　脳毛細血管内皮細胞に存在するP-糖タンパク質は，一部の薬物の脳内移行を妨げている．
>
> （98回　問168改変）

正解　3，5

解説

関　門	実　体	特　徴
血液脳関門	脳毛細血管内皮細胞	・脳毛細血管内皮細胞が密着結合 tight junction を形成している． ・内皮細胞の膜透過機構は一般に単純拡散で行われるが，血液脳関門には種々の担体輸送系が発現し，薬物の脳内移行（アミノ酸輸送系など）および血液側への排出（P-糖タンパク質など）に関与する．
血液脳脊髄液関門	脈絡叢上皮細胞	・脈絡叢上皮細胞が密着結合を形成している． ・脈絡叢には種々の輸送系が発現し，薬物の脳内移行および血液側への排出（有機アニオン輸送系など）に関与する． ・血液脳脊髄液関門の表面積は血液脳関門の約 1/5,000 と小さいため，薬物の脳への移行性に対する血液脳脊髄液関門の寄与は小さい．

1　誤．血液脳関門の実体は脳毛細血管内皮細胞であり，血液脳脊髄液関門の実体が脈絡叢上皮細胞である．

2　誤．血液脳関門は，分子量の小さな薬物を透過しやすい．
3　正．血液脳関門には，アミノ酸やブドウ糖などの栄養物質を中枢に取り込む機構（アミノ酸輸送系，ヘキソース輸送系など）が存在する．一部の薬物はこの輸送系によって脳内へ分布し，例えば，レボドパやバクロフェンはアミノ酸輸送系を介して脳へ移行する．
4　誤．薬物の脂溶性が高いほど，単純拡散による脳への移行性は大きい．
5　正．脳毛細血管内皮細胞に存在する P-糖タンパク質は，P-糖タンパク質の基質を血液側に排出させるため，これらの薬物の脳内移行を妨げている．

〈P-糖タンパク質の基質の一例〉
　抗悪性腫瘍薬：ビンクリスチン，ビンブラスチン，ドキソルビシン，ダウノルビシン
　免疫抑制薬：シクロスポリン，タクロリムス
　カルシウム拮抗薬：ベラパミル，ニフェジピン，ニカルジピン
　β遮断薬：メトプロロール，アセブトロール，セリプロロール
　その他：ジゴキシン，ジギトキシン，キニジン，フェキソフェナジン　など

問 2-10　図は分子量 400〜600 の薬物の血液脳関門透過速度と n-オクタノール/水分配係数の関係を示したものである．図中の薬物に関する記述について，正しいのはどれか．ただし，B 群の薬物は血液脳関門透過速度と分配係数との間に，図に示す直線関係がみられた．

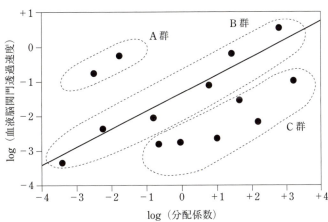

1　A 群の薬物は，毛細血管内皮細胞から血中へ能動的に排出される可能性が高い．
2　B 群の薬物は，受動拡散によって血液脳関門を透過する可能性が高い．
3　C 群の薬物は，輸送系に認識されて血液脳関門を透過する可能性が高い．
4　A 群に属する薬物には，レボドパがある．

（96 回　問 153 改変）

正解　2，4
解説　1　誤．A 群の薬物は水溶性であるのにもかかわらず，血液脳関門透過速度が速いため，

能動的に血中から脳へ移行する可能性が高い．
2　正．B群の薬物は，水溶性薬物では血液脳関門透過速度が遅く，脂溶性薬物では血液脳関門透過速度が速いため，単純拡散によって血液脳関門を透過している可能性が高い．
3　誤．C群の薬物は，脂溶性であるのにもかかわらず，血液脳関門透過速度が遅いため，毛細血管内皮細胞から血中へ能動的に排出される可能性が高い．シクロスポリンなどの薬物（P-糖タンパク質の基質：問2-9解説参照）の排出には，P-糖タンパク質が関与している．
4　正．レボドパはアミノ酸輸送系を介して血中から脳へ能動的に透過する．そのため，A群に属する．

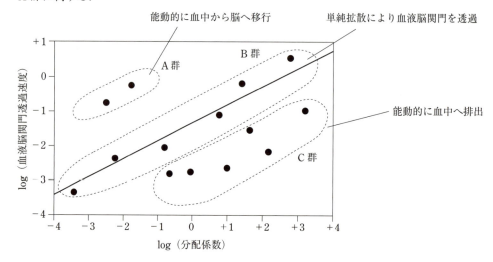

問 2-11　図は薬物の血液脳関門透過速度と1-オクタノール/水分配係数の関係を示したものである．フェキソフェナジンについて，正しい記述はどれか．1つ選べ．ただし，B群の薬物においては血液脳関門透過速度と分子量で補正した分配係数との間に，図に示す直線関係がみられている．

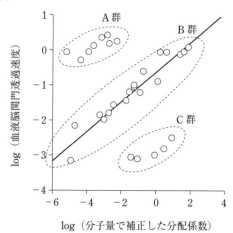

第2章 分布 19

1 アミノ酸やグルコースなどの栄養物質と同様に A 群に属する.

2 B 群に属し,血液脳関門透過は pH 分配仮説に従う.

3 B 群に属し,脳内への移行にトランスポーターが関与している.

4 レボドパやバクロフェンと同様に C 群に属する.

5 C 群に属し,P-糖タンパク質によって脳内への移行が妨げられる.

(99回 問 269 改変)

正解 5

解説 1 誤.A 群の薬物は,分配係数が小さく水溶性が高いのにもかかわらず,血液脳関門透過速度が大きいため,能動的に血中から脳へ移行する可能性が高い.フェキソフェナジンは A 群には属さない.

2 誤.B 群の薬物は,脂溶性の増大に伴い,血液脳関門透過速度が増大しているため,単純拡散によって血液脳関門を透過している可能性が高い.フェキソフェナジンは B 群には属さない.

3 誤.B 群の薬物は,単純拡散によって血液脳関門を透過している可能性が高く,脳内への移行にトランスポーターは関与していない.

4 誤.レボドパやバクロフェンはアミノ酸輸送系を介して血中から脳へ能動的に移行する.したがって,これらの薬物は A 群に属する.

5 正.フェキソフェナジンは血液脳関門において P-糖タンパク質によって血中へ能動的に排出される可能性が高い.したがって,フェキソフェナジンは C 群に属する.

代 謝 3

3-1 | 薬物代謝酵素とその誘導・阻害

問3-1 薬物代謝に関する記述のうち，正しいものはどれか．1つ選べ．

1 薬物代謝は肝臓と小腸以外の臓器では行われない．

2 シトクロム P450（CYP）には多数の分子種が存在し，基質特異性が高い．

3 CYP のうち，ヒトにおける肝臓内存在量が最も多いのは CYP3A4 である．

4 薬物代謝酵素は，ミクロソーム画分のみに存在している．

5 CYP による基本的な代謝様式は，加水分解である．

正 解 3

解 説 1 誤．薬物代謝は肝臓や小腸だけでなく腎臓，肺，血漿，脳，胎盤などでも行われる．

2 誤．CYP には多数の分子種が存在しており，基質特異性が比較的低いのが特徴である．そのため，1つの CYP 分子種が多くの薬物を酸化代謝したり，同じ薬物の酸化に複数の分子種が関与したりする．さらには同じ薬物の異なる部位を複数の分子種が代謝することもある．

3 正．主な CYP の分子種として CYP1A2，CYP2C9，CYP2C19，CYP2D6，CYP3A4 などが挙げられるが，肝臓および小腸で最も存在量が多いのは CYP3A4 である．また，CYP3A4 は最も多くの医薬品の代謝に関与する分子種である．

4 誤．肝細胞を物理的に破壊してホモジネートとしたのち，遠心分離すると細胞内小器官を分離することができる．肝臓のミクロソーム画分には，多くの薬物代謝酵素（CYP，フラビン含有酸化酵素，UDP-グルクロン酸転移酵素など）が含まれているが，薬物代謝酵素はミクロソーム画分以外にミトコンドリア画分，可溶性画分などにも存在している．

5 誤．CYP は，補酵素 NADPH の存在下，酸素源として分子状酸素（O_2）を利用して，

第3章 代 謝

薬物などの基質に1個の酸素原子を導入する酸化反応（一原子酸素添加反応）を触媒する．なお，CYP は嫌気的条件下で還元反応も行うことがある．

問3-2 グルクロン酸抱合反応に関する記述のうち，誤っているのはどれか．1つ選べ．

1 UDP-グルクロン酸転移酵素により触媒される．
2 シトクロム P450 による酸化的代謝物にのみ起こる．
3 UDP-グルクロン酸が必要である．
4 薬物のフェノール性水酸基にも起こる．
5 新生児ではグルクロン酸抱合能が低く，核黄疸やグレイ症候群の発症に関係する．

（100回 問43改変）

正解 2

解説 1 正．グルクロン酸抱合反応は，UDP-グルクロン酸転移酵素により触媒（代謝）される．

2 誤．グルクロン酸抱合反応は，シトクロム P450 による酸化的代謝物だけではなく，代謝を受けていない薬物（未変化薬物）においても起こる．

3 正．グルクロン酸抱合反応は，UDP-グルクロン酸（ウリジン-5′-二リン酸-α-D-グルクロン酸）を補酵素として必要とする．

4 正．グルクロン酸抱合反応は，薬物のフェノール性水酸基をはじめ，アミノ基，カルボキシル基，メルカプト基にも起こる．

5 正．新生児ではグルクロン酸転移酵素の活性が低いために，クロラムフェニコールの消失遅延が起こり，その結果，急性な末梢循環不全を起こし皮膚が灰白色となり（グレイ症候群），死亡することがある．

問3-3 薬物の経口投与時におけるバイオアベイラビリティを増加させるのはどれか．1つ選べ．

1 消化管内での溶解性の低下
2 小腸上皮細胞における膜透過性の低下
3 小腸上皮細胞における薬物代謝酵素の誘導
4 肝臓における薬物代謝酵素の阻害
5 肝臓における胆汁中排泄の促進

（100回 問46）

正解 4

解説 経口投与時のバイオアベイラビリティ（量的バイオアベイラビリティ）は，投与された薬物のうち全身循環血中に到達する割合である．

1 誤．消化管内での溶解性の低下は，溶解した状態で存在する薬物量（薬物濃度）を減少させる．その結果，バイオアベイラビリティは低下する．

2 誤．小腸上皮細胞における膜透過性の低下は，消化管内から門脈側への薬物移行性

第 3 章 代 謝 　23

（薬物量）を低下させる．そのため，バイオアベイラビリティは低下する．

　　3　誤．小腸上皮細胞における薬物代謝酵素の誘導は，消化管内から門脈側への薬物移行
　　　性（薬物量）を低下させる．

　　4　正．肝臓における薬物代謝酵素の阻害は，肝初回通過効果（全身循環系へ到達する前
　　　に肝臓で代謝される薬物量）を減少させる．そのため，全身循環へ到達する薬物量は増
　　　し，バイオアベイラビリティは増加する．

　　5　誤．肝臓における胆汁中排泄の促進は，門脈側から全身循環側への薬物移行性（薬物
　　　量）を低下させる．そのため，バイオアベイラビリティは低下する．

問 3-4　薬物代謝に関する記述について，<u>誤っている</u>のはどれか．2 つ選べ．

1　イミプラミンは，シトクロム P450 による *N*-脱メチル化を受けて活性代謝物へ変換される．

2　ソリブジンの代謝物である 5-ブロモビニルウラシルは，ジヒドロピリミジン脱水素酵素を阻害し，5-フルオロウラシルの代謝を抑制する．

3　サラゾスルファピリジンは，腸内細菌による酸化的代謝を受け，5-アミノサリチル酸へ変換されて抗炎症作用を示す．

4　モルヒネは，小腸と肝臓で 3 位と 6 位の水酸基が主に硫酸抱合され，そのうち 6 位抱合体は鎮痛作用を示す．

5　コデインは，CYP2D6 によって代謝を受けてモルヒネに変換され，鎮痛作用が増強される．

（94 回　問 155 改変）

正　解　3, 4

解　説　1　正．イミプラミンは，シトクロム P450 による *N*-脱メチル化を受けて，活性代謝物
　　　であるデシプラミンへ変換される（詳細は問 3-8 の解説 3 を参照）．

　　2　正．ソリブジンは，腸内細菌により代謝物である 5-ブロモビニルウラシルへ変換さ
　　　れ，ジヒドロピリミジン脱水素酵素の非可逆的阻害を起こし，5-フルオロウラシルの代
　　　謝を抑制する．

　　3　誤．サラゾスルファピリジンは，腸内細菌による還元的代謝を受け，5-アミノサリチ
　　　ル酸へ変換される．

　　4　誤．モルヒネは，小腸と肝臓で 3 位フェノール性水酸基と 6 位アルコール性水酸基が
　　　主にグルクロン酸抱合され，そのうち6 位抱合体は鎮痛作用を示す．

　　5　正．コデインは，一部，CYP2D6 により *O*-脱メチル化され，モルヒネに変換される．
　　　モルヒネの鎮痛作用はコデインよりも強力であり，作用が増強される．

問 3-5　薬物 A は Michaelis-Menten 式が成立する酵素反応によって代謝される．この薬
物 A について実験したところ，次図の直線 1 に示す結果が得られた．なお，グラフの縦
軸は反応速度（*V*）の逆数であり，横軸は基質濃度（*S*）の逆数を示している．この実験
に薬物 B を加えたところ，直線 1 は直線 2 に変化した．ミカエリス定数（mmol/L）と最

大代謝速度（μmol/min）はそれぞれ何倍に変化したか答えよ．

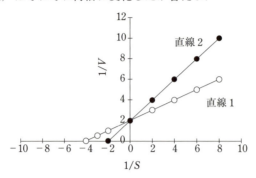

(90回　問156改変)

正解 **解説** 図はLineweaver-Burkプロット(両逆数プロット)と呼ばれ，**X軸との交点は $-1/K_m$，Y軸との交点は $1/V_{max}$ を示し，傾きは K_m/V_{max}** と表すことができる．薬物A単独での実験で得られた直線1のX切片とY切片から，$K_m=1/4=0.25$ mmol/L と $V_{max}=0.5$ μmol/min が求まる．同様に，薬物Bを加えたときの直線2から，K_m は 0.5 mmol/L，V_{max} は 0.5 μmol/min と求まる．したがって，薬物Bを加えると薬物Aの K_m は2倍に増加し，V_{max} は変化しない．

問3-6 シメチジンによるシトクロムP450（CYP）の阻害機構はどれか．1つ選べ．
1　CYPのアポタンパク質に配位結合する．
2　CYPのアポタンパク質に共有結合する．
3　CYPのヘム鉄に配位結合する．
4　CYPのヘム鉄に共有結合する．
5　CYPの分解を促進する．

(99回　問169改変)

正解 3

解説 CYPの活性中心には，ヘム鉄（Fe^{2+}）が存在し，第6配位子として分子上酸素が結合して，基質薬物への一酸素添加反応を行う．

3　正．**【CYPのヘム鉄（Fe^{2+}）への薬物の配位結合（可逆的阻害）】**
イミダゾール環をもつ**シメチジン**や**ケトコナゾール**，トリアゾール環をもつ**イトラコナゾール**は，分子内に窒素原子を含む複素環を有する化合物であり，この部分がCYPのヘム鉄に配位結合することによりCYPを阻害する．阻害は，可逆的で血中から阻害薬が消失すれば，阻害効果は消失する．なお，シメチジンと同じ H_2 ブロッカーでも，イミダゾール環をもたないファモチジン，ラニチジンはCYP阻害作用を示さない．

4　誤．**【CYPのヘム鉄（Fe^{2+}）への代謝物または代謝中間体の共有結合（不可逆的阻害）】**
マクロライド系抗生物質（**エリスロマイシン**や**クラリスロマイシン**など）は，

第3章　代　謝　　**25**

CYP3A4 で代謝される際に生成する代謝中間体（ニトロソアルカン）がヘム鉄と共有結合し，CYP3A4 を特異的かつ不可逆的に阻害する．そのため，阻害剤が体内から消失しても，新たに CYP が合成されるまで阻害効果が持続する．グレープフルーツジュース中のフラノクマリン系化合物による小腸の CYP3A4 の阻害も，この形式と同じ不可逆的阻害である．

問 3-7　薬物代謝酵素に関する記述のうち，誤っているのはどれか．2つ選べ．

1　1つの薬物が，シトクロム P450 に対して誘導作用と阻害作用の両方を示す場合がある．
2　フェノバルビタールは，グルクロン酸転移酵素を含む複数種の薬物代謝酵素を誘導する．
3　リファンピシンは，肝細胞内の核内受容体 PXR に結合して CYP3A4 の発現を阻害する．
4　セントジョーンズワート（セイヨウオトギリソウ）を含む健康食品の摂取で，CYP3A4 の誘導が起こる．
5　エリスロマイシンは，CYP3A4 の代謝活性を競合的に阻害する．

正　解　3，5

解　説　1　正．プロトンポンプ阻害剤のオメプラゾールは，CYP2C19 に対し阻害作用を，CYP1A2 に対し誘導作用を有する．例えば，オメプラゾールはテオフィリンの代謝を促進するが，ジアゼパムの代謝は阻害することが知られている．

　　なお，オメプラゾールは，ダイオキシンなどの環境化学物質と同じように，アリールハイドロカーボン受容体（AhR）を介して，CYP1A1/1A2 の酵素を誘導する．

　2　正．フェノバルビタールは，グルクロン酸転移酵素やシトクロム P450 など複数種の薬物代謝酵素を誘導する．フェノバルビタールによる CYP2C9 の誘導には，常在型アンドロスタン受容体（CAR）と呼ばれる核内受容体が関係している．

　3　誤．リファンピシンは，肝細胞内の核受容体（プレグナン X 受容体，PXR）に結合して CYP3A4 の発現を誘導し，CYP3A4 による薬物の代謝が促進する．

　4　正．セントジョーンズワートの摂取により CYP3A4 の誘導が起こり，併用医薬品の代謝亢進に伴いその薬理効果が減弱する．なお，セントジョーンズワートは CYP3A4 に加えて P-糖タンパク質の誘導作用もある．

　5　誤．エリスロマイシンは，CYP3A4 によって代謝され，その代謝中間体（ニトロソアルカン）がヘム鉄と共有結合し，CYP3A4 を特異的かつ不可逆的に阻害する．

問 3-8　薬物代謝酵素の遺伝的多型に関する記述のうち，正しいものはどれか．2つ選べ．

1　代謝酵素の遺伝的多型によって親薬物の血中濃度時間曲線下面積（AUC）は変化するが，代謝物の AUC は変化しない．
2　N-アセチル転移酵素（NAT2）には遺伝的多型が存在し，日本人では約 10 % がイソニアジドのアセチル化が速い群に属する．
3　CYP2C19 には遺伝的多型と関係した人種差があり，オメプラゾールの poor metabolizer（PM）は，白人種と比べて日本人では出現率が高い．
4　CYP2D6 の遺伝的多型が関与するイミプラミンの extensive metabolizer（EM）では，活

性代謝物の生成が増大する.

5 遺伝的要因により UGT1A1 の代謝活性が低い人は, イリノテカンによる重篤な副作用の発症に関与している.

正 解 3, 5

解 説 1 誤. 代謝酵素の遺伝的多型により, 親薬物 (未変化薬物) から代謝物へ変換される速度が変わるため, 親薬物の AUC だけでなく代謝物の AUC も変化する.

2 誤. *N*-アセチル転移酵素 (NAT2) には遺伝的多型が存在するが, 日本人では約 10 %, 白人では約 50 %がイソニアジドのアセチル化が遅い群 (slow acetylator) に属する.

3 正. オメプラゾールは CYP2C19 で主に代謝される. オメプラゾールの PM は, 白人種では 3 %ほどに対して, 日本人では約 20 %と出現率が高い. CYP2C19 で代謝される主な薬物は, オメプラゾール, ランソプラゾール, ジアゼパム, イミプラミンなどがあげられる.

4 誤. イミプラミンは主に CYP2C19 と一部 CYP1A2 によって *N*-脱メチル化を受け, 活性代謝物のデシプラミンを生成する. イミプラミン自身およびデシプラミンは CYP2D6 によって水酸化を受ける. そのため, PM ではデシプラミンの血中濃度が上昇し, 心毒性の危険性が増す. CYP2D6 は, 白人では約 7 %が欠損しているが, 日本人での欠損者は 1 %以下である.

5 正. イリノテカン (CPT-11) はカルボキシルエステラーゼによって, 活性代謝物 (SN-38) に代謝活性化されるが, SN-38 の細胞毒性が強い. SN-38 は, UGT1A1 によるグルクロン酸抱合によって不活性化 (解毒) されるが, UGT1A1 には遺伝子多型が存在することから, UGT1A1 の活性が低い人ではイリノテカンによる重篤な副作用が発症する可能性が高くなる.

3-2 代謝過程における相互作用

問 3-9 薬物代謝に関する記述のうち, 正しいのはどれか. 2 つ選べ.

1 グレープフルーツジュースとともにフェロジピンを服用することより, 降圧効果が減弱することがある.

2 ワルファリンの抗血液凝固作用は, フェノバルビタールとの併用により減弱する.

3 喫煙は CYP1A2 の誘導を引き起こし, トリアゾラムの血中濃度を低下させる.

4 カルバマゼピンは, 連投によって代謝酵素の誘導を起こし, 同じ量をくり返し投与した場合, 血中濃度は上昇する.

5 フルボキサミンは, チザニジンの代謝を阻害し血中濃度を上昇させることがある.

第 3 章　代　謝　　**27**

正解 2，5

解説　1　誤. グレープフルーツジュースは，小腸の CYP3A4 を阻害するため，フェロジピンやニフェジピンなどのジヒドロピリジン系カルシウム拮抗剤の小腸初回通過効果が阻害されるため，薬効が増強される.

2　正. フェノバルビタールはシトクロム P450 の誘導を引き起こし，ワルファリンの代謝が促進されるため抗血液凝固作用は減弱する.

3　誤. トリアゾラムは CYP3A4 によって代謝されるため，喫煙による CYP1A2 の誘導による体内動態の変化は起こらない.

4　誤. カルバマゼピンはシトクロム P450 の誘導作用を有するため，同じ量をくり返し投与した場合，自らの血中濃度は低下する. この現象を自己誘導と呼ぶ.

5　正. チザニジンは CYP1A2 で代謝される薬物であることから，CYP1A2 の阻害作用をもつフルボキサミンやニューキノロン系抗菌薬（エノサキン，シプロキサシンなど）との併用で，チザニジンの血中濃度が上昇する.

問 3-10　薬物 A を同一被験者に急速静脈内投与，あるいは経口投与した後の血中濃度および尿中排泄量を測定したところ，表に示す結果が得られた. 200 mg を経口投与したとき，肝初回通過効果により失われた薬物量（mg）と消化管壁透過率（%）を求めよ. ただし，この薬物は肝における代謝および腎排泄のみで消失し，体内動態は線形を示すものとする. また，代謝物の総尿中排泄量に未変化体の量は含まれない.

	急速静脈内投与	経口投与
投与量（mg）	50	200
未変化体の血中濃度時間曲線下面積（mg·h/L）	0.5	0.3
代謝物の総尿中排泄量（未変化体換算：mg）	40	144

（92 回　問 161 改変）

正解　解説　1）バイオアベイラビリティ（F）を計算すると，$F = AUC_{po}/D_{po} \div AUC_{iv}/D_{iv}$ $= 0.3/200 \div 0.5/50 = 0.15$

2）よって，200 mg 経口投与後に全身循環系に流入した薬物量は，$D \times F = 200$ mg $\times 0.15 = 30$ mg

3）静脈投与量 50 mg はすべて体循環系に入り，そのうち 40 mg が最終的に代謝される（代謝比率 ＝ 未変化体 10 mg：代謝物 40 mg）.

4）経口投与後に全身循環系に流入した薬物も，同じく 40/50 の割合で代謝される. よって，30 mg×40/50 ＝ 24 mg

5）初回通過効果で代謝された量は，144 mg－24 mg ＝ 120 mg

6）消化管壁を通過した薬物量は，「全身循環系に流入した薬物量」＋「初回通過効果で代謝された量」＝ 30 mg＋120 mg ＝ 150 mg

7）消化管壁通過率は，「消化管壁を通過した薬物量」÷「投与量」×100 ＝ 150 mg÷200 mg×100 ＝ 75%

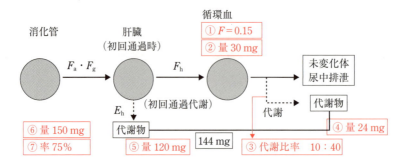

別解）

1) バイオアベイラビリティ $F = AUC_{po}/D_{po} \div AUC_{iv}/D_{iv} = 0.3/200 \div 0.5/50 = 0.15$

2) $F = F_a \times F_g \times F_h$

消化管粘膜透過率 $= F_a \times F_g$ で，問題文から F_g は1である．

よって，消化管粘膜透過率 $= F_a \times F_g = F_a \times 1 = F_a$ と表され，上式は $F = F_a \times F_h$ となる．

静注データから，肝抽出率（E_h）は，$E_h = 40/50 = 0.8$ なので

$F = F_a \times F_h$ は，$0.15 = F_a \times (1-E_h) = F_a \times 0.2$

$F_a = 0.15/0.2 = 0.75$　よって，消化管粘膜透過率（％）は <u>75%</u>

3) E_h 分だけ肝代謝されるので，経口投与後に肝初回通過効果により代謝される薬物量は，次式から求めることができる．

肝初回通過効果により代謝される薬物 $= 200\,\text{mg} \times F_a \times E_h$

$= 200\,\text{mg} \times 0.75 \times 0.8 = \underline{120\,\text{mg}}$

排泄 4

4-1 薬物の尿中排泄機構

> **問4-1** 薬物の腎排泄に関する記述のうち，正しいものはどれか．2つ選べ．
> 1 糸球体ろ過は加圧ろ過であり，毛細血管内圧がボーマン嚢内圧よりも高いために起こる．
> 2 糸球体の基底膜は陰性に荷電しているため，アニオン性薬物はカチオン性薬物よりろ過されにくい．
> 3 サリチル酸の尿細管からの再吸収は，尿がアルカリ性になると増加し，腎クリアランスは小さくなる．
> 4 *p*-アミノ馬尿酸の腎クリアランスは，血漿中濃度の増加に伴って大きくなる．
> 5 D-グルコースは，糸球体ろ過を受けることはない．
>
> （92回　問155改変）

正解 1，2

解説 1 正．糸球体ろ過の原動力は糸球体の毛細血管における血圧であり，これがボーマン嚢内圧および毛細血管内膠質浸透圧より高いために起こる．

糸球体ろ過が進むにつれ血漿中タンパク濃度，すなわち膠質浸透圧が上昇し，有効ろ過圧がゼロになった時点でろ過は停止する．

有効ろ過圧 ＝ 毛細血管内圧 －（毛細血管内膠質浸透圧 ＋ ボーマン嚢内圧）

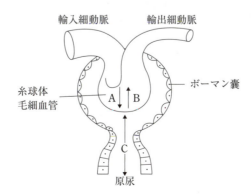

第4章　排　泄

2　正．糸球体の基底膜はシアル酸に富んでいるため**（陰性）に荷電している**．したがって，同じく陰性に荷電しているアニオン性薬物は糸球体と反発するため，カチオン性薬物よりろ過されにくい．

3　誤．遠位尿細管での再吸収は，主に受動的に行われる．サリチル酸は酸性薬物であるので，尿がアルカリ性に傾くと，分子形の割合が減少し，遠位尿細管での再吸収が低下する．したがって，サリチル酸の腎クリアランスは増加する．

4　誤．p-アミノ馬尿酸は腎臓を通過する際に，ほとんどが尿に排泄される．つまり，腎抽出率がほぼ100％であるため，その腎クリアランスは腎血漿流速と等しくなる．これは，**p-アミノ馬尿酸の尿細管における分泌が大きいためである**．しかしながら，血漿中濃度が非常に高くなると，**尿細管における能動的分泌が飽和し**，尿中への排泄速度は低下する．そのため，腎クリアランスは低下する方向になる．

5　誤．グルコースは糸球体ろ過を受けた後，**能動的に再吸収**される．グルコースの血漿中濃度が低いときは，ほぼ完全に再吸収され尿中排泄は認められないが，血漿中グルコース濃度の上昇に伴い，再吸収率は低下し尿中に排泄される．

問 4-2　薬物の腎排泄に関する記述のうち，正しいものはどれか．2つ選べ．

1　アミノ酸やブドウ糖などの栄養成分は，糸球体ろ過されない．

2　サリチル酸の尿細管再吸収速度は，尿のpHが高いほど速くなる．

3　ジゴキシンは，近位尿細管でP-糖タンパク質によって分泌される．

4　イヌリンの尿中排泄速度は，血中濃度によらず一定である．

5　p-アミノ馬尿酸の腎クリアランスは，血中濃度が高いほど小さくなる．

(95 回　問 157 改変)

正　解　3, 5

解　説　1　誤．アミノ酸やブドウ糖などの栄養成分は，分子量が5,000以下のため，糸球体を通過することができる．また，アミノ酸やブドウ糖は，**近位尿細管において，能動輸送により再吸収**される．

2　誤．サリチル酸などの弱酸性薬物は，尿pHが高くなるとイオン形の割合が増加して，尿細管において再吸収されにくくなり，尿中排泄が多くなる．そのため，尿のpHが高いほど尿細管再吸収速度は遅くなる．

3　正．**尿細管分泌に関わる主な輸送系の1つに，P-糖タンパク質**があげられる．ジゴキシンの他に，キニジン硫酸塩水和物がP-糖タンパク質によって近位尿細管より能動的に分泌される．

4　誤．イヌリンやクレアチニンは，血漿タンパク結合もなく，尿細管分泌および再吸収の関与もないため，尿中排泄経路は糸球体ろ過のみである．したがって，糸球体ろ過速度（GFR）は，正常値で100〜130 mL/min であり，ほぼ一定だが，

尿中排泄速度 ＝ 糸球体ろ過速度 × 血漿中遊離形薬物濃度（$f_{u, p}$）

であるため，血中濃度の影響を受ける．

第4章　排　泄　　**31**

　　5　正. p-アミノ馬尿酸は糸球体ろ過と尿細管分泌により尿中へ排泄される. そのため,
　　腎クリアランスは腎血漿流量の指標となるが, 近位尿細管で有機アニオン輸送系により
　　能動的に分泌されるので, 血中濃度が高くなれば輸送担体に飽和が生じるため, その腎
　　クリアランスは小さくなる.

4-2　腎クリアランス

問 4-3　血中薬物濃度が 0.2 (mg/L), 尿中薬物濃度が 2 (mg/L), 尿量が 0.1 (L/h) であ
るとき, この薬物の腎クリアランス (L/h) として正しいのはどれか. 1 つ選べ.

1　0.04　　　2　0.1　　　3　1　　　4　15　　　5　40

正　解　3

解　説　尿中排泄速度 ＝ 血中薬物濃度 × 腎クリアランス ＝ 尿中薬物濃度 × 尿量 の関係から,

　　0.2 mg/L× 腎クリアランス ＝2 mg/L×0.1 L/h

　　よって, 腎クリアランス ＝1 L/h

問 4-4　腎排泄に関する記述のうち, 正しいものはどれか. 2 つ選べ.

1　イヌリンの腎クリアランスは, 糸球体ろ過速度の約 2 倍である.

2　イヌリンの腎クリアランスは, 血漿中濃度が高くなると大きくなる.

3　イヌリンの尿中排泄速度は, 血中濃度によらず一定である.

4　p-アミノ馬尿酸は, 糸球体ろ過と尿細管分泌を受ける.

5　D-グルコースは, 糸球体ろ過と尿細管再吸収を受ける.

　　　　　　　　　　　　　　　　　　　　　　　　　　　　　（96 回　問 155 改変）

正　解　4, 5

解　説　1　誤. イヌリンやクレアチニンのように, 血漿中でタンパクと結合せず, 糸球体ろ過
　　のみを受け, 尿細管分泌も再吸収もされない物質では, その腎クリアランスは糸球体ろ
　　過速度 (GFR) に等しくなる. 通常, 成人における GFR は約 100〜130 mL/min である.

　　2　誤. 腎クリアランスの定義は, 腎クリアランス ＝ 尿中排泄速度/血中薬物濃度 であり,
　　イヌリンの血中濃度が増加しても尿中排泄速度も増加するため, 腎クリアランスは変化
　　しない.

　　3　誤. イヌリンやクレアチニンの尿中排泄速度 (μg/min) は, 血中濃度と比例関係に
　　あり, 血中濃度が高いほどその尿中排泄速度は大きくなる.

　　4　正. p-アミノ馬尿酸は, 糸球体ろ過と尿細管分泌によって排泄される薬物であり, そ
　　の腎クリアランスは腎血漿流量 (RPF) にほぼ相当する. 通常, 成人における p-アミ
　　ノ馬尿酸の腎クリアランス値と腎血漿流量の正常値は両者とも 500〜650 mL/min であ

る．

5　正．D-グルコースは，糸球体ろ過された後，**能動的に尿細管から再吸収**される．グルコースの血漿中濃度が低いときは，ほぼ完全に再吸収され尿中排泄は認められないが，血漿中グルコース濃度の上昇に伴い，再吸収率は低下し尿中に排泄される．

問 4-5　下図は，ある物質の血漿中濃度と腎クリアランスの関係を表したものである．このグラフで示される物質はどれか．1つ選べ．

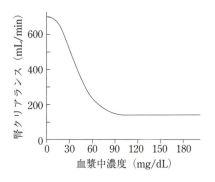

1　アミノ酸
2　イヌリン
3　クレアチニン
4　グルコース
5　*p*-アミノ馬尿酸

正解　5

解説　糸球体ろ過と能動的な尿細管分泌を受ける *p*-アミノ馬尿酸の腎クリアランスは，血漿中濃度が低いときは腎血漿流量（RFP，正常値：500〜650 mL/min）とほぼ等しいが，**血漿中濃度が高くなるにつれて分泌に関わる輸送担体が飽和**し，その腎クリアランスは低下する．

　それに対し，**血漿タンパク質にほとんど結合せず，主に糸球体ろ過のみで排泄されるイヌリンやクレアチニンの腎クリアランス**は，その血漿中濃度に影響されず，糸球体ろ過速度（GFR，正常値 100〜130 mL/min）に等しい一定値を示す．

　一方，糸球体ろ過を受けた後，近位尿細管で能動的に再吸収されるグルコースやアミノ酸は，**血漿中濃度が低いときはほぼ 100% 再吸収**されるが，**血漿中濃度が高くなるにつれて再吸収に関わる輸送担体の飽和**が起こり，再吸収率は低下し，尿中に排泄されるようになる．すなわち，血漿中濃度が上昇すると腎クリアランスが増加する．

第4章 排 泄　　33

問4-6 体内から肝，腎より消失される薬物 A，B，C，D，E がある．下記のデータより正しいものを2つ選べ．

	ろ過クリアランス （mL/min）	腎クリアランス （mL/min）
A	13	67
B	93	44
C	35	35
D	10	2
E	60	30

1　薬物 A の排泄は，糸球体ろ過のみである．

2　薬物 B の糸球体ろ過速度（GFR）が 100 mL/min とすると，薬物 B のタンパク結合率は 93％である．

3　薬物 C の腎排泄は糸球体ろ過のみか，分泌と再吸収が等しい．

4　薬物 D の腎機能低下患者の腎排泄において，尿細管分泌クリアランスが 10 mL/min である場合，再吸収率は 90％である．ただし，血漿タンパク質には結合しないものとする．

5　薬物 E において血中薬物濃度が 5 μg/mL，尿中薬物濃度が 30 μg/mL のとき，尿中排泄速度は 900 μg/min となる．

正解 3，4

解説 1　誤．ろ過クリアランスよりも腎クリアランスの値が大きくなっているため，尿細管分泌が関与している．

2　誤．$CL_{ろ過}＝GFR×f_{u,p}$ より，

$$93（mL/min）＝100（mL/min）×f_{u,p}$$

$f_{u,p}＝0.93$（93％）となるため，血漿タンパク結合率は 7％である．

3　正．データ上はろ過クリアランスと腎クリアランスが等しいので，分泌も再吸収もないか，あるいは分泌 ＝ 再吸収のいずれかである．

4　正．$CL_{腎}＝（GFR×f_{u,p}＋CL_{分泌}）×（1－R）$ より，

$$2＝（10＋10）×（1－R）$$

$$2＝20－20R$$

$R＝0.9$（90％）である．

5　誤．**尿中排泄速度 ＝ 血中薬物濃度 × 腎クリアランス**より，

$5\ \mu$g/ mL $× 30$ mL/min＝150 μg/min である．

問 4-7 静脈内投与後，線形1-コンパートメントモデルに従い尿中排泄される薬物について，その血中濃度 C (mg/L) と尿中排泄速度 dX_u/dt (mg/h) との関係を示すグラフのうち正しいものはどれか．ただし，X_u は尿中排泄量，t は時間を示す．

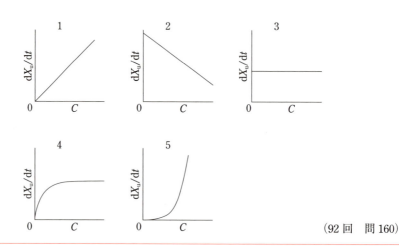

(92 回 問 160)

正解 1

解説 ① $\dfrac{dX_u}{dt} = k_u \cdot X$

② $X = C \cdot V_d$ より，

$$\dfrac{dX_u}{dt} = k_u \cdot C \cdot V_d = CL_r \cdot C$$

③ 線形1-コンパートメントモデルに従うので（飽和：非線形ではない），k_u と V_d (CL_r) は一定である．

④ dX_u/dt と C は比例関係にあり，原点を通る直線となるため，グラフは1と判断できる．

問 4-8 ある患者について，次の臨床検査値および薬物 A 投与後の定常状態におけるデータが得られている．

糸球体ろ過速度(GFR)	50 mL/min
薬物 A の血漿中濃度	10 μg/L
薬物 A の尿細管における毎分の分泌量	700 μg/min
薬物 A の毎分の尿中排泄量	800 μg/min
薬物 A の尿細管での再吸収率	20%

この患者の血漿タンパク結合率（％）として，最も近い値はどれか．1つ選べ．

1　0　　2　20　　3　40　　4　60　　5　80

正解 3

解説 この問では，「血漿タンパク結合率 f_p (％)」を求める（ただし，遊離型分率 $f_{u,p}$ ではな

い！）」ので，下記の式となる．

$$(C \cdot GFR \cdot f_{u,p} + 尿細管分泌量)(1 - 再吸収率) = 毎分の尿中排泄量$$

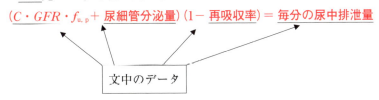

$$(10\ \mu g/mL \cdot 50\ mL/min \cdot f_{u,p} + 700\ \mu g/min)(1 - 0.2) = 800\ \mu g/min$$

$$400\ \mu g/min \cdot f_{u,p} + 560\ \mu g/min = 800\ \mu g/min$$

$$400\ \mu g/min \cdot f_{u,p} = 240\ \mu g/min$$

$$\therefore f_{u,p} = 0.6$$

⇒ 血漿タンパク結合率 f_p は，$1 - f_{u,p} = 0.4$（40％）

問 4-9 線形1-コンパートメントモデルに従い，肝代謝と腎排泄によって体内から消失する薬物Aを，ある患者に急速静注した時の体内動態データを次に示す．この患者の糸球体ろ過速度（GFR）を 100 mL/min としたとき，薬物Aの血漿タンパク非結合率に最も近い値はどれか．ただし，薬物Aは腎尿細管で分泌・再吸収を受けず，血漿タンパク非結合形のみが糸球体で自由にろ過されるものとする．

投与量（mg）	100
血漿中濃度時間曲線下面積（mg・h/L）	40
未変化体の尿中総排泄量（mg）	25
代謝物の尿中総排泄量（未変化体換算量）（mg）	75

1　0.01　　2　0.05　　3　0.1　　4　0.5　　5　0.7　　6　0.9

（94回　問156）

正解 3

解説 全身クリアランス（CL_{tot}）を下記の式から求める．

$$CL_{tot} = \frac{F \cdot D}{AUC} = \frac{100\ mg}{40\ mg \cdot h/L} = 2.5\ L/h$$

また，腎クリアランス（CL_R）は，全身クリアランス（CL_{tot}）を用いて下記の式で求めることができる．

$$CL_R = 全身クリアランス(CL_{tot}) \times \underline{尿中未変化体排泄率}$$
$$= 2.5\ L/h \times 0.25 = 0.625\ L/h$$

$$\frac{未変化体の尿中総排泄量}{投与量} = \frac{25\ mg}{100\ mg} = 0.25$$

次に，腎クリアランス（CL_R），「血漿タンパク非結合率（遊離型分率（$f_{u,p}$））」は，下記の式から求めることができる．

$$CL_r = (GFR \cdot f_{u,p} + \underline{尿細管分泌クリアランス}) \cdot (1 - \underline{再吸収率})$$

> 問題文中に腎尿細管で分泌・再吸収を受けず，血漿タンパク非結合形のみが糸球体で自由にろ過されるものとあるので尿細管分泌クリアンスと再吸収率はゼロとなる．

したがって，上記の式は，$CL_r = GFR \cdot f_{u,p}$ となり，
問題文中にある $GFR = 100$ mL/min（6 L/h）を用いて，
$$0.625 \text{ L/h} = 6 \text{ L/h} \cdot f_{u,p}$$
$$\therefore f_{u,p} \fallingdotseq 0.104$$

問 4-10 ある患者について，次の臨床検査値および薬物投与時の定常状態におけるデータが得られている．

糸球体ろ過速度（GFR）	10 mL/min
血漿中薬物濃度	10 μg/mL
尿中薬物濃度	200 μg/mL
毎分の尿量	1.5 mL/min
尿細管における毎分の分泌量	300 μg/min

この薬物の尿細管での薬物の再吸収率（%）として最も近い値はどれか．1つ選べ．ただし，この薬物は血漿タンパク質には結合しないものとする．

1　15　　2　25　　3　35　　4　45　　5　55　　6　65

正解 2

解説 再吸収率を求める式は下記となる．

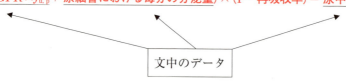

$(10 \text{ μg/mL} \times 10 \text{ mL/min} + 300 \text{ μg/min}) \times (1 - 再吸収率) = 200 \text{ μg/mL} \times 1.5 \text{ mL/min}$

$400 \text{ μg/min} \times (1 - 再吸収率) = 300 \text{ μg/min}$

$400 \text{ μg/min} - 300 \text{ μg/min} = 400 \text{ μg/min} \cdot 再吸収率$

$\therefore 再吸収率 = 0.25 \text{ (25 %)}$

問 4-11 メトトレキサートの腎排泄過程は，糸球体ろ過，尿細管での分泌および再吸収からなるが，メトトレキサートの分泌はプロベネシドとの併用により 40 % 低下した．メトトレキサートの血漿タンパク結合率は 50 %，再吸収率は 25 %，分泌クリアランスは 137 mL/min である．

第4章 排泄

　プロベネシド併用時のメトトレキサートの腎クリアランスは，単独時に比べて何％低下するか．最も近い値を1つ選べ．なお，糸球体ろ過速度（GFR）は 125 mL/min とする．
　1　16　　2　27　　3　34　　4　40　　5　47

(91回　問180類似)

[正解] 2

[解説] $CL_r = (GFR \times f_{u,p} + 尿細管分泌クリアランス) \times (1 - 再吸収率)$

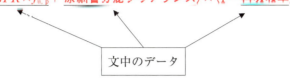

　プロベネシド併用前のメトトレキサートの腎クリアランス（CL_r）は，
　　$CL_r = (125 \text{ mL/min} \times 0.5 + 137 \text{ mL/min}) \times (1 - 0.25) \fallingdotseq 149.6$ となる．
　プロベネシド併用時のメトトレキサートの腎クリアランス（CL_r'）は，尿細管分泌クリアランスが 40％低下する（つまり，60％になる）ので，
　　$CL_r' = (125 \text{ mL/min} \times 0.5 + 137 \text{ mL/min} \times 0.6) \times (1 - 0.25)$ となり，
　　　$\fallingdotseq 108.5$

　したがって，プロベネシド併用時のメトトレキサートの腎クリアランスは，単独時に比べて何％低下するかは，

$$\frac{CL_r'}{CL_r} = \frac{108.5 \text{ mL/min}}{149.6 \text{ mL/min}} \fallingdotseq 0.725 となり，$$

単独時に比べて何％低下するかということだから，
$1 - 0.725 = 0.275$（27.5％低下）ということになる．

薬物速度論 5

5-1 線形コンパートメントモデルと薬物動態パラメータ

A 線形モデルとコンパートメントモデル

問 5-1 ある薬物を単回急速静脈内投与したときの体内動態は，図の線形コンパートメントモデルで解析できる．次の記述の正誤について答えなさい．

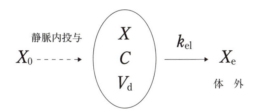

ただし，X および X_0 はそれぞれ体循環コンパートメント中の薬物量および静脈内へ投与した薬物量（投与量），X_e は体外へ消失した薬物量，C は体循環コンパートメント中の薬物濃度，V_d はみかけの分布容積，k_{el} は消失速度定数を示す．

1　図のモデルは，線形1-コンパートメントモデルである．
2　投与直後（0時間）の体循環コンパートメント中の薬物濃度 C_0 は，次の式で表される．
$$C_0 = X_0 \cdot V_d$$
3　薬物の消失速度（$-dX/dt$）は，次の式で表される．
$$-\frac{dX}{dt} = k_{el} \cdot C$$
4　投与後，無限大時間経過したときの体外へ消失された薬物量 X_e は，投与量 X_0 に近似する．
5　体外へ消失した薬物量の増加速度（dX_e/dt）は，消失速度（$-dX/dt$）に等しい．

正解 1 正　2 誤　3 誤　4 正　5 正

解説 1 **コンパートメントモデル**とは，生体をいくつかの箱に見立てたモデルであり，生体を1つの箱に見立てたモデルを1-コンパートメントモデル，2つの箱に見立てたモデルを2-コンパートメントモデルという．また，**線形モデル**とはコンパートメント間の薬物の移動が1次速度に従うモデルを示す．したがって，図は線形1-コンパートメントモデルである．

2　投与直後（0時間）の体循環コンパートメント中の薬物量 X は投与量 X_0 に等しく，コンパートメントモデルを用いた解析では，投与された薬物は投与後すぐにそのコンパートメント内で均一に存在すると仮定している．そのため，投与直後（0時間）の体循環コンパートメント中の薬物濃度 C_0（単位：薬物量/容積）は，投与量 X_0 を薬物が分布しうる容積，すなわち**みかけの分布容積** V_d（単位：容積）で除することによって求められる．

$$C_0 = \frac{X_0}{V_d}$$

また，体循環コンパートメント中の薬物濃度 C_0（単位：薬物量/容積）と投与量 X_0 との関係は下図のようになり，体循環コンパートメント中の薬物濃度 C_0 は投与量 X_0 に比例し，その時の比例定数はみかけの分布容積 V_d 分の1（$1/V_d$）となる．

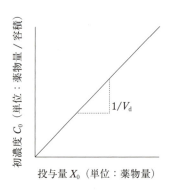

3　薬物の**消失速度**（$-dX/dt$，単位：薬物量/時間）は，体循環コンパートメント中の薬物量の減少速度として表され，薬物量 X に比例し，その時の比例定数は**消失速度定数** k_{el}（単位：時間$^{-1}$）である（記述5の解説中の図　参照）．

$$-\frac{dX}{dt} = k_{el} \cdot X$$

4　薬物を静脈内投与したとき，投与量 X_0 のすべてが体循環コンパートメント内に入り，その後薬物は経時的に体外へ消失する．無限大時間経過後では，投与したほぼすべての薬物が体外へ消失するので，体外へ消失した薬物量 X_e は投与量 X_0 に近似する．

5　1-コンパートメントモデルでの薬物の移動は，体循環コンパートメントから体外への移動のみである．そのため，薬物の消失速度（$-dX/dt$）と体外へ消失した薬物量の

増加速度（dX_e/dt）は等しい．

$$-\frac{dX}{dt} = \frac{dX_e}{dt} = k_{el} \cdot X$$

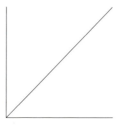

B 薬物動態パラメータの基本

問 5-2 体内動態を線形1-コンパートメントモデルで表せる薬物を投与し，横軸に投与量 X_0 を，縦軸に次の薬物動態パラメータを図示したとき，図のような関係を示すのはどれか．すべて選べ．

投与量 X_0 （単位：薬物量）

1　みかけの分布容積
2　消失速度
3　全身クリアランス
4　生物学的半減期
5　血中濃度-時間曲線下面積

正解 2, 5

解説 1　**みかけの分布容積** V_d は，体内の組織・臓器に分布した薬物が血中薬物濃度と同じ濃度で分布したと仮定した場合に必要な容積を示し，薬物が実際に分布している容積とは異なる．

みかけの分布容積 V_d は，ある時間 t における体循環コンパートメント中薬物量 X_t を同じ時間の体循環コンパートメント中薬物濃度 C_t で除することによって求められる．

$$V_d = \frac{X_t}{C_t}$$

上式より，一見，みかけの分布容積 V_d は体循環コンパートメント中薬物量 X に比例しているようにみえるが，体循環コンパートメント中薬物濃度 C と体循環コンパートメント中薬物量 X が比例関係にあるため，みかけの分布容積 V_d は体循環コンパートメント中薬物量 X に依存しない定数である．

2　薬物の消失速度（$-\mathrm{d}X/\mathrm{d}t$）は薬物量 X に比例し，その時の比例定数は消失速度定数 k_{el}（単位：時間$^{-1}$）であり，次の式で表される．

$$-\frac{\mathrm{d}X}{\mathrm{d}t} = k_{el} \cdot X$$

3　全身クリアランス CL_{tot} は，薬物の消失速度（$-\mathrm{d}X/\mathrm{d}t$）と体循環コンパートメント中薬物濃度 C の間をとりもつ比例定数である．

$$-\frac{\mathrm{d}X}{\mathrm{d}t} = CL_{tot} \cdot C$$

4　生物学的半減期 $t_{1/2}$ は，血中薬物濃度が半分に低下するのに必要な時間を示す．薬物の体内動態が線形 1-コンパートメントモデルに従う場合，生物学的半減期 $t_{1/2}$ は消失速度定数 k_{el} のみに依存し，血中薬物濃度に依存しない．

$$t_{1/2} = \frac{\ln 2}{k_{el}}$$

参考までに上式は次のように導くことができる．

体内動態が線形 1-コンパートメントモデルに従う薬物を静脈内急速投与した場合，血中濃度 C と時間 t との関係，および血中濃度の自然対数 $\ln C$ と時間 t との関係は，

$$C = C_0 \cdot e^{-k_{el} \cdot t}$$

$$\ln C = \ln C_0 - k_{el} \cdot t$$

となる．血中濃度の自然対数 $\ln C$ と時間 t との関係式の C に $1/2 \cdot C_0$ を代入して時間 t について解くと，

$$\ln \frac{1}{2}C_0 = \ln C_0 - k_{el} \cdot t$$

$$\ln C_0 - \ln 2 - \ln C_0 = -k_{el} \cdot t$$

$$-\ln 2 = -k_{el} \cdot t$$

$$t = \frac{\ln 2}{k_{el}}$$

すなわち，この式の時間 t が生物学的半減期 $t_{1/2}$ である．

5　血中濃度-時間曲線下面積 AUC は，体循環コンパートメント中に到達した薬物量の指標である．静脈内急速投与および経口投与したとき血中濃度-時間曲線下面積（それぞれ AUC_{iv} および AUC_{po} と投与量 X_0 との関係は，次の式で表すことができ，血中濃度-時間曲線下面積 AUC は投与量 X_0 に比例する．

$$AUC_{iv} = \frac{X_0}{CL_{tot}}$$

$$AUC_{po} = \frac{F \cdot X_0}{CL_{tot}}$$

C 分布容積

問 5-3 体内動態が線形1-コンパートメントモデルに従う薬物を，ある患者に投与したときの血中濃度 C と血中薬物量 X の関係を示し，実線 — は治療開始時の関係を示している．薬物治療開始から数か月後，みかけの分布容積が2分の1に低下したとき，血中濃度 C と血中薬物量 X の関係（図中点線…）として適切なのはどれか．

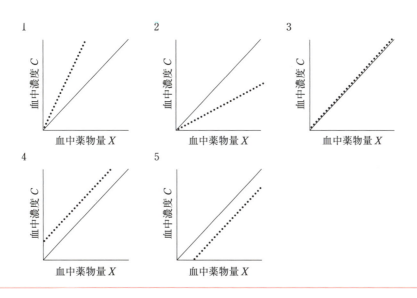

正解 1

解説 血中濃度 C（単位：薬物量/容積）は，血中薬物量 X とみかけの分布容積 V_d（単位：容積）を用いると次の式で表すことができる．

$$C = \frac{X}{V_d}$$

つまり，血中濃度 C は血中薬物量 X に比例し，その時の比例定数はみかけの分布容積 V_d 分の1（$1/V_d$）となる．この問では薬物治療後にみかけの分布容積 V_d が2分の1に低下していることから，傾きが2倍に大きくなる．選択肢1のグラフが正解である．

問 5-4 血漿タンパク結合率が98%の薬物 50 mg を静脈内急速投与したとき，投与直後の血中薬物濃度は 0.25 μg/mL であった．肝障害により血漿タンパク結合率が96%に低下した．この薬物のみかけの分布容積は肝障害によりいくつに変化したか．最も近い値を選べ．ただし，肝障害による組織タンパク結合の変動はないものとする．

1　100 L　　2　200 L　　3　300 L　　4　400 L　　5　500 L

正解 4

解説 静脈内急速投与時の薬物のみかけの分布容積 V_d は，薬物投与量 X_0 を投与直後の体循環コンパートメント中薬物濃度 C_0 で除することによって求められる．

$$V_d = \frac{X_0}{C_0}$$

肝障害を患う前のみかけの分布容積 V_d は,

$$V_d = \frac{50 \text{ mg}}{0.25 \text{ mg/L}} = 200 \text{ L}$$

である.

一方で,薬物のみかけの分布容積 V_d は,血漿容積 V_p, 組織容積 V_t, 血漿タンパク非結合率 $f_{u,p}$ および組織タンパク非結合率 $f_{u,t}$ を用いると次の式で表すことができる.

$$V_d = V_p + \frac{f_{u,p}}{f_{u,t}} \cdot V_t$$

みかけの分布容積 V_d が大きい薬物（50 L 以上）の場合,みかけの分布容積 V_d は次の式で近似することができ,血漿タンパク非結合率 $f_{u,p}$ に比例する.

$$V_d = \frac{f_{u,p}}{f_{u,t}} \cdot V_t$$

そのため,肝障害により血漿タンパク非結合率 $f_{u,p}$ は 2 ％から 4 ％の 2 倍に増加するため,薬物のみかけの分布容積 V_d は,

肝障害時のみかけの分布容積 $V_d = 2 \times 200$ L $= 400$ L

となる.

D 消失速度と全身クリアランス

問 5-5 静脈内投与後,線形 1-コンパートメントモデルに従い消失する薬物について,その血中濃度 C（単位：薬物量/容積）と,① 消失速度 $-dX/dt$（単位：薬物量/時間）との関係（実線—）および ② 全身クリアランス CL_{tot} との関係（点線…）を示すグラフはどれか.次の中から選べ.ただし,X は中央コンパートメント中薬物量,t は時間を示す.

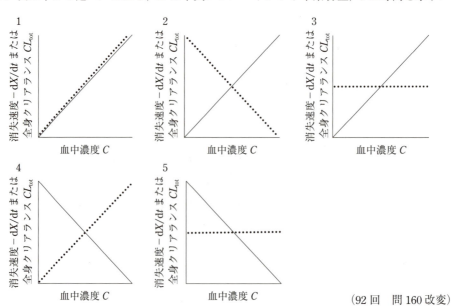

（92 回　問 160 改変）

第 5 章　薬物速度論　　**45**

正解　3

解説　線形 1-コンパートメントモデルに従う薬物の消失速度 $-\mathrm{d}X/\mathrm{d}t$ は次の式で表される.

$$-\frac{\mathrm{d}X}{\mathrm{d}t} = k_{\mathrm{el}} \cdot X$$

また，体循環コンパートメント中の薬物濃度 C（単位：薬物量/容積）は，体循環コンパートメント中の薬物量 X およびみかけの分布容積 V_{d} を用いると次の式で表される.

$$C = \frac{X}{V_{\mathrm{d}}}$$

したがって，両辺を V で除すると，

$$-\frac{\mathrm{d}X}{V_{\mathrm{d}} \cdot \mathrm{d}t} = k_{\mathrm{el}} \cdot \frac{X}{V_{\mathrm{d}}}$$

$$-\frac{\mathrm{d}X}{V_{\mathrm{d}} \cdot \mathrm{d}t} = k_{\mathrm{el}} \cdot C$$

両辺に V_{d} をかけると，

$$-\frac{V_{\mathrm{d}} \cdot \mathrm{d}X}{V_{\mathrm{d}} \cdot \mathrm{d}t} = k_{\mathrm{el}} \cdot V_{\mathrm{d}} \cdot C$$

全身クリアランス CL_{tot} は，消失速度定数 k_{el} とみかけの分布容積 V_{d} の積（$CL_{\mathrm{tot}} = k_{\mathrm{el}} \cdot V_{\mathrm{d}}$）で表されることから，消失速度は濃度に比例し，その時の比例定数は全身クリアランスとなる.

$$-\frac{\mathrm{d}X}{\mathrm{d}t} = CL_{\mathrm{tot}} \cdot C$$

問 5-6　　体内動態を線形モデルで表すことができる薬物 A は，肝代謝と腎排泄によって体内から消失し，正常時における肝クリアランスは全身クリアランスの 20% である. また，腎疾患時に薬物 A の肝クリアランスは変化しないが，腎クリアランスは糸球体ろ過速度（GFR）に比例して変化する.

薬物 A を投与中のある患者において，治療開始時に比べて GFR が 25% に低下した. 腎疾患時の薬物 A の全身クリアランスは治療開始時の何%に低下したか. 最も近い値を選べ.

1　10%　　　　2　20%　　　　3　40%　　　　4　60%　　　　5　80%

（100 回　問 172 改変）

正解　3

解説　次図のように，薬物 A の消失（左図）を肝代謝と腎排泄による 2 つの経路を組み込んだモデルで表すと右図のように表すことができる.

このとき，肝臓での代謝速度（$\mathrm{d}X_{\mathrm{m}}/\mathrm{d}t$）および腎臓での尿中排泄速度（$\mathrm{d}X_{\mathrm{ex}}/\mathrm{d}t$）は，体循環コンパートメント中の薬物量 X に比例し，その時の比例定数は代謝速度定数 k_{m} および尿中排泄速度定数 k_{ex} である.

$$\frac{\mathrm{d}X_{\mathrm{m}}}{\mathrm{d}t} = k_{\mathrm{m}} \cdot X$$

$$\frac{\mathrm{d}X_{\mathrm{ex}}}{\mathrm{d}t} = k_{\mathrm{ex}} \cdot X$$

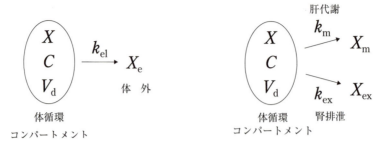

したがって，消失速度（-dX/dt）およびk_{el}を代謝速度定数k_mおよび尿中排泄速度定数k_{ex}を用いると次のように表すことができる．

$$-\frac{dX}{dt} = \frac{dX_m}{dt} + \frac{dX_{ex}}{dt} = (k_m + k_{ex}) \cdot X$$

〔$k_{el} = k_m + k_{ex}$〕

さらに，消失速度と体循環コンパートメント中の薬物濃度の関係を表すときと同様に両辺をV_dで除すると，

$$-\frac{dX}{V_d \cdot dt} = (k_m + k_{ex}) \cdot \frac{X}{V_d} = (k_m + k_{ex}) \cdot C$$

両辺にV_dをかけると，

$$-\frac{V_d \cdot dX}{V_d \cdot dt} = (k_m + k_{ex}) \cdot V_d \cdot C = (CL_h + CL_r) \cdot C$$

すなわち，全身クリアランスは**肝クリアランス**と**腎クリアランス**の和で表すことができる．

$$CL_{tot} = CL_h + CL_r$$

薬物Aの全身クリアランスも上式で表され，治療開始時および腎機能低下時の全身クリアランスは，次のとおりとなる．

治療開始時の$CL_{tot} = CL_h + CL_r = 0.2 \cdot CL_{tot} + 0.8 \cdot CL_{tot} = CL_{tot}$

腎機能低下時の$CL_{tot} = 0.2 \cdot CL_{tot} + (0.8 \times 0.25) \cdot CL_{tot} = 0.4 \cdot CL_{tot}$

よって，腎機能低下時の全身クリアランスCL_{tot}は正常時の40%に低下する．

E 生物学的半減期と消失速度定数

問5-7 図の実線は，ある薬物の静脈内急速投与後の消失速度を時間に対して片対数プロットしたものである．この薬物の消失速度定数（h^{-1}）および生物学的半減期（h）はそれぞれいくつか．ただし，この薬物の消失過程は線形1-コンパートメントモデルに従うものとする．

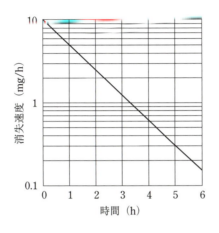

正解 消失速度定数（h^{-1}）：0.693 h^{-1}

生物学的半減期（h）：1 h

解説 薬物の消失速度（$-dX/dt$）は，体循環コンパートメント中の薬物量Xに比例し，その時の比例定数は消失速度定数k_{el}である．そのため，静脈内投与直後（0 h）の薬物の消失速度は投与量X_0を用いると次のように表される．

$$\left(-\frac{dX}{dt}\right)_0 = k_{el} \cdot X_0$$

また，静脈内投与後，生物学的半減期の時間が経過したときの薬物の消失速度は，体循環コンパートメント中の薬物量が$1/2 \cdot X_0$になるので，静脈内投与直後の薬物の消失速度の1/2になる．

$$\left(-\frac{dX}{dt}\right)_{t_{1/2}} = k_{el} \cdot \frac{1}{2}X_0$$

このことから，図中縦軸の消失速度（$-dX/dt$）が半分に低下するまでの時間が，生物学的半減期$t_{1/2}$に相当する．したがって，生物学的半減期$t_{1/2}$は1 hである．

さらに，次の式より消失速度定数k_{el}は0.693 h^{-1}となる．

$$t_{1/2} = \frac{\ln 2}{k_{el}} = 1\ h$$

$$k_{el} = \ln 2 = 0.693\ h^{-1}$$

問5-8 体重60 kgのヒトにある薬物を静脈内急速投与した．そのときの全身クリアランスおよびみかけの分布容積は，それぞれ30 mL/minおよび1.0 L/kgであった．この薬物の

消失速度定数および生物学的半減期はいくつか．ただし，この薬物は線形1-コンパートメントモデルに従った体内動態を示す．

正　解　消失速度定数：0.030 h^{-1}
生物学的半減期：23 h

解　説　全身クリアランス CL_tot（単位：容積/時間）は，消失速度定数 k_el（単位：時間$^{-1}$）とみかけの分布容積（容積）の積で表される．

$$CL_\mathrm{tot} = k_\mathrm{el} \cdot V_\mathrm{d}$$

体重60 kgのヒトにおける全身クリアランス CL_tot は30 mL/minであり，みかけの分布容積は体重当たりのみかけの分布容積の1.0 L/kgと体重60 kgの積であるため，60 Lとなる．

したがって，消失速度定数は次のように計算することができる．

$$k_\mathrm{el} = \frac{CL_\mathrm{tot}}{V_\mathrm{d}}$$

$$k_\mathrm{el} = \frac{30 \text{ mL/min} \times 60 \text{ min/h}}{60 \text{ L}} = \frac{1.8 \text{ L/h}}{60 \text{ L}} = 0.030 \text{ h}^{-1}$$

したがって，次の式より生物学的半減期 $t_{1/2}$ は23 hである．

$$t_{1/2} = \frac{\ln 2}{k_\mathrm{el}} = \frac{\ln 2}{0.030 \text{ h}^{-1}} = 23 \text{ h}$$

F　生物学的利用能（バイオアベイラビリティ）

問5-9　同一薬物を異なる剤形で投与したところ，下表の測定値が得られた．基準製剤の絶対的バイオアベイラビリティおよび基準製剤に対する試験製剤の相対的バイオアベイラビリティを求めなさい．

剤　形	注射剤	（基準製剤）錠剤	（試験製剤）錠剤
投与経路	静脈内投与	経口投与	経口投与
投与量(mg)	100	250	250
血中濃度-時間曲線下面積(min·μg/mL)	200	400	300

正　解　基準製剤の絶対的バイオアベイラビリティ：0.8（80％）
基準製剤に対する試験製剤の相対的バイオアベイラビリティ：0.75（75％）

解　説　バイオアベイラビリティには，量的バイオアベイラビリティおよび速度的バイオアベイラビリティがあり，それぞれ次のような指標として評価される．

量的バイオアベイラビリティ：全身循環へ到達した薬物量の指標

速度的バイオアベイラビリティ：全身循環へ到達する時間の指標

通常，バイオアベイラビリティという表現は量的バイオアベイラビリティを示すこと

第5章　薬物速度論　49

が多い.

　この問は，量的バイオアベイラビリティに関する問題であり，これにはさらに**絶対的バイオアベイラビリティ**および**相対的バイオアベイラビリティ**の2つの表し方がある.

　まず，絶対的バイオアベイラビリティは全身循環へ到達した絶対的な薬物量の指標であり，静脈内投与時および経口投与時の血中濃度-時間曲線下面積（それぞれ AUC_{iv}, AUC_{po}）を投与量（それぞれ $X_{0, iv}$, $X_{0, po}$）で補正した値の比として表される.

$$\text{絶対的バイオアベイラビリティ} F = \frac{AUC_{po}/X_{0, po}}{AUC_{iv}/X_{0, iv}}$$

　したがって，表中の注射剤の静脈内投与時および標準製剤の経口投与時のデータより，標準製剤の絶対的バイオアベイラビリティ F は 0.8（80%）となる.

$$\text{絶対的バイオアベイラビリティ} F = \frac{400 \text{ min} \cdot \mu g/mL / 250 \text{ mg}}{200 \text{ min} \cdot \mu g/mL / 100 \text{ mg}} = 0.80$$

　参考までに，経口投与および静脈内投与したときの投与量が等しい場合は，次のように簡略化できる.

$$\text{絶対的バイオアベイラビリティ} F = \frac{AUC_{po}}{AUC_{iv}}$$

　次に，相対的バイオアベイラビリティは同一薬物を含有する基準となる製剤を（あるいは，基準となる投与法で）投与したときと，試験製剤を（あるいは，試験的な投与法で）投与したときを比較することで得られるバイオアベイラビリティである. この問では，基準製剤と試験製剤の比較の場合，基準製剤投与時および試験製剤投与時の血中濃度-時間曲線下面積（それぞれ $AUC_{基準製剤}$, $AUC_{試験製剤}$）を投与量（それぞれ $X_{0, 基準製剤}$, $X_{0, 試験製剤}$）で補正した値の比として表される.

$$\text{相対的バイオアベイラビリティ} F = \frac{AUC_{試験製剤}/X_{0, 試験製剤}}{AUC_{基準製剤}/X_{0, 基準製剤}}$$

　また，投与量が等しい場合は次のように簡略化できる.

$$\text{相対的バイオアベイラビリティ} F = \frac{AUC_{試験製剤}}{AUC_{基準製剤}}$$

　したがって，表中の基準製剤および試験製剤を経口投与したときのデータより，基準製剤に対する試験製剤の相対的バイオアベイラビリティ F は 0.75（75%）となる.

$$\text{相対的バイオアベイラビリティ} F = \frac{300 \text{ min} \cdot \mu g/mL}{400 \text{ min} \cdot \mu g/mL} = 0.75$$

問5-10　ある薬物 100 mg を同一被験者に静脈内投与および経口投与したときの未変化体の尿中排泄量を表に示す. この薬物を経口投与したときの生物学的利用能はいくつか求めなさい. ただし，この薬物の吸収および消失は，線形1-コンパートメントモデルに従うものとする. また，この薬物は肝代謝と尿中排泄で消失し，代謝物はすべて尿中に排泄されるものとする.

	静脈内投与	経口投与
未変化体の尿中排泄量(mg)	40	32

（96回　問162改変）

正解 経口投与したときの生物学的利用能 F_{po}：0.8（80％）

解説 薬物を経口投与したときの生物学的利用能 F_{po}（量的バイオアベイラビリティ，絶対的バイオアベイラビリティ）は，投与量 $X_{0,po}$ に対する全身循環へ到達した薬物量 X_{tot} の比として表される．また，消化管上皮細胞に移行した割合（F_a），消化管上皮細胞で代謝をまぬがれた割合（F_g）および肝臓で代謝をまぬがれた割合（F_h）を用いるとそれらの積としても表される．

$$F_{po} = \frac{\text{全身循環へ到達した薬物量}\,X_{tot}}{\text{経口投与した投与量}\,X_{0,po}} = F_a \cdot F_g \cdot F_h$$

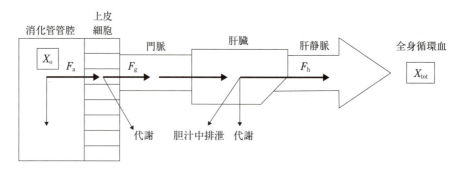

この問では，経口投与したときの生物学的利用能 F_{po} を求めるために，全身循環へ到達した薬物量 X_{tot} を求める必要がある．

静脈内投与したとき，薬物 100 mg すべてが全身循環に入り，そのうちの 40 mg が未変化体として尿中へ排泄され，このことは薬物の消失に対する腎排泄の割合（腎排泄率）が 40％であることを示している．また，この薬物は肝代謝と尿中排泄で消失し，代謝物はすべて尿中に排泄されることから，尿中へ排泄される代謝物の量は 60 mg（未変化体換算量）であり，薬物の消失に対する肝代謝の割合（肝代謝率）は 60％と考えられる．

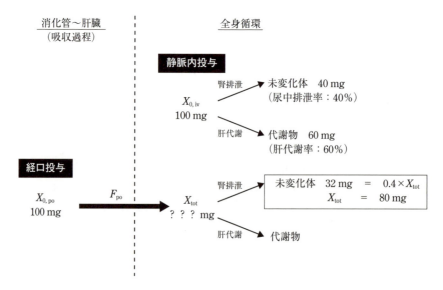

このことより，経口投与したときでは，全身循環へ到達した薬物量 X_{tot} に対して

40％が腎排泄により消失するため，尿中へ排泄される未変化体の薬物量は次の式で表され，かつ表中のデータよりその値は 32 mg となる．

$$\text{未変化体の尿中排泄量（mg）} = 0.4 \times X_{tot} = 32 \text{ mg}$$

$$X_{tot} = 80 \text{ mg}$$

以上のことから，全身循環へ到達した薬物量 X_{tot} は 80 mg となり，経口投与したときの生物学的利用能 F_{po} は次のようになる．

$$F_{po} = \frac{\text{全身循環へ到達した薬物量 } X_{tot}}{\text{経口投与した投与量 } X_{0,po}} = \frac{80 \text{ mg}}{100 \text{ mg}} = 0.8$$

5-2 線形1-コンパートメントモデル

5-2-1 急速静注

1-コンパートメント急速静注モデルは最も簡単なモデルで，図 5-1 のように吸収過程が存在しない場合であり，"注射筒内の薬物を血管内に瞬時に投与するもの"である．現実的には副作用や刺激を回避するため，時間をかけて注入するのが一般的ではあるが，付録 2-1-1 に記載した基本的な薬物動態パラメータを計算する上で，"最初から投与量全部が体内に存在している"とすることで，消失過程のみを考えればよいので解析には都合がよい．

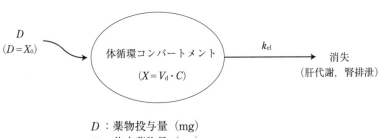

D：薬物投与量（mg）
X：体内薬物量（mg）
X_0：投与直後の体内薬物量（mg）
V_d：分布容積（L）
C：血中濃度（mg/L）
k_{el}：消失速度定数（h^{-1}）

図 5-1

5-2-2 血中濃度データからの解析法

線形1-コンパートメントモデルで表現できる薬物の血中濃度推移は付録1の片対数グラフと普通グラフの関係になるので，グラフから消失速度定数 k_{el} や分布容積 V_d などのパラメータを求めることができる（図 5-2）．

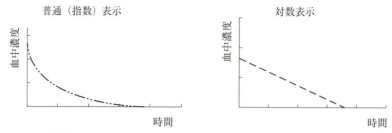

図 5-2　急速静脈内投与後の血中濃度推移（線形 1-コンパートメントモデル）

> **問 5-11**　ある薬物 10 mg を急速静脈内注射後，経時的に血中濃度を測定し，片対数グラフにプロットしたところ，以下の図となった．1-コンパートメントモデルで解析したとき，以下の薬物動態パラメータを求めよ．必要であれば，$\log 2 = 0.301$，$\log 3 = 0.477$，$\log 5 = 0.699$ として計算せよ．
>
> 1　消失速度定数 k_{el}
> 2　消失半減期 $T_{1/2}$
> 3　分布容積 V_d
> 4　全身クリアランス CL_{tot}
> 5　無限大時間までの血中濃度-時間曲線下面積 $AUC_{0\to\infty}$
>
>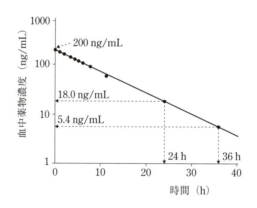
>
> （90 回　問 162 改変）

正解　1　消失速度定数 k_{el}

$\log C = \log C_0 - \dfrac{k_{el}}{2.303} t$　（式 1*）より，任意の 2 点を用いて傾きから k_{el} を計算する．

時間 0 と 24 時間の濃度を用いて計算すると，$\log 18 = \log 200 - \dfrac{k_{el}}{2.303} \cdot 24$

$\log 2 = 0.301$，$\log 3 = 0.477$ を使って，

$(2\log 3 + \log 2) = (2\log 10 + \log 2) - \dfrac{k_{el}}{2.303} \cdot 24$

---

* 式番号は 5.2 節の間で通してある．

第5章 薬物速度論

$$k_{el} = (2 - 2 \times 0.477) \times \frac{24\ h}{2.303} = 0.100\ h^{-1}$$

答　$k_{el} = 0.100\ h^{-1}$

2　消失半減期 $T_{1/2}$

$k_{el} = \dfrac{\ln 2}{T_{1/2}} = \dfrac{0.693}{T_{1/2}}$　（式2）より，$T_{1/2} = \dfrac{\ln 2}{k_{el}}$　であるから，

$$T_{1/2} = \frac{\ln 2}{k_{el}} = \frac{0.693}{0.100\ h^{-1}} = 6.93\ h$$

答　$T_{1/2} = 6.93\ h$

3　分布容積 V_d

$C_0 = 200\ ng/mL = 200\ \mu g/L = 0.2\ mg/L$ であるから，$V_d = \dfrac{X_0}{C_0}$　（式3）を使って，

$$V_d = \frac{X_0}{C_0} = \frac{10\ mg}{0.2\ mg/L} = 50\ L$$

答　$V_d = 50\ L$

4　全身クリアランス CL_{tot}

$CL_{tot} = k_{el} \times V_d$　（式4）より，

$0.100\ h^{-1} \times 50\ L = 5.0\ L/h$

答　$CL = 5.0\ L/h$

5　無限大時間までの血中濃度-時間曲線下面積 $AUC_{0\to\infty}$

$AUC_{0\to\infty} = \dfrac{C_0}{k_{el}} = \dfrac{D}{k_{el} \cdot V_d}$　（式5）より計算し，また付録の濃度単位解説を利用して変換すると，

$$AUC_{0\to\infty} = \frac{C_0}{k_{el}} = \frac{200\ ng/mL}{0.100\ h^{-1}} = 2,000\ ng \cdot h/mL = 2,000\ \mu g \cdot h/L = 2\ mg \cdot h/L$$

答　$AUC_{0\to\infty} = 2\ mg \cdot h/L$

解説 1-コンパートメント急速静注モデルは普通軸（指数），自然対数および常用対数プロットがあり，それぞれの式の違いを理解しておく必要がある．対数プロットからは，血中濃度解析の重要なパラメータである V_d や k_{el} が図5-3の関係を利用して求めることができる．なお，k_{el} は尿中排泄と代謝で消失する薬物の場合，未変化体の尿中排泄速度定数 k_u と代謝速度定数 k_m の和になる．

$k_{el} = k_u + k_m$　（式6）

この式を用いて，k_{el} で説明した代謝率の計算ができる．

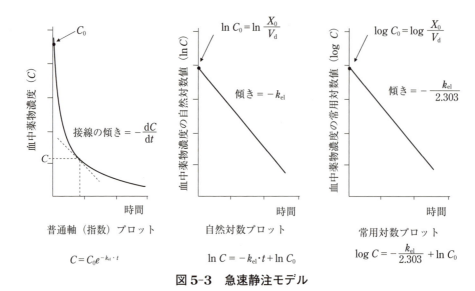

図 5-3 急速静注モデル

問 5-12 ある薬物 80 mg をヒトに静脈内投与し，血中濃度を測定したところ，投与 2 時間後の血中濃度は 40 µg/mL，投与 8 時間後の血中濃度は 5 µg/mL であった．この薬物について，以下の設問に答えなさい．ただし，この薬物の体内動態は線形 1-コンパートメントモデルに従うものとする．

1　消失半減期 $T_{1/2}$ を求めよ．
2　消失速度定数 k_{el} を求めよ．
3　投与直後の血中濃度（切片，$T=0$ の時の血中濃度）C_0 を求めよ．
4　投与 12 時間後の血中濃度を推定せよ．

正解　1　消失半減期 $T_{1/2}$

投与 2 時間後から 8 時間までの 6 時間で，40 → 20 → 10 → 5 µg/mL
→ の数は 3 個で 3 半減期経過を示す．経過時間 6 h は半減期 3 回分なので，（式 2）より，

$$\frac{6\,\text{h}}{3} = 2\,\text{h}$$

<u>答　$T_{1/2} = 2\,\text{h}$</u>

2　消失速度定数 k_{el}

（式 3）により，$k_{el} = \dfrac{0.693}{2\,\text{h}} = 0.347\,\text{h}^{-1}$

<u>答　$k_{el} = 0.347\,\text{h}^{-1}$</u>

3　投与直後の血中濃度（切片，$T=0$ の時の血中濃度）C_0

消失半減期 $T_{1/2} = 2\,\text{h}$ であり，投与後 2 h で 40 µg/mL であるから，その 2 h 前が $T=0$ の時である．半減期から 80 µg/mL となるはずである．

<u>答　$C_0 = 80\,\text{µg/mL}$</u>

4 投与12時間後の血中濃度 C_{12}

12時間後の血中濃度は，8時間（5 μg/mL）から4 h（2半減期）経過することになるので，

$$8時間後の\frac{1}{4} = \left(\frac{1}{2}\right)^2, \quad 5\ \mu g/mL \times \left(\frac{1}{2}\right)^2 = 1.25\ \mu g/mL$$

5 → 2.5 → 1.25 μg/mL として求めてもよい．

答 $C_{12} = 1.25\ \mu g/mL$

解説 1次速度の場合，血中濃度はある時間から半減期時間が経過するとその値の $\frac{1}{2}$ になるので，その関係を利用して $T_{1/2}$, k_{el} および C_0 を求めることができる．この問題の片対数プロットを図5-4に示すので，参考にしてほしい．また，グラフがない場合でも，このような問題ではパラメータの推定ができるようにしておこう．

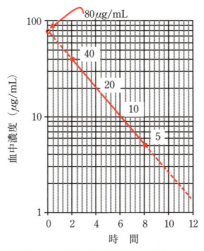

図 5-4 片対数グラフ-プロット

問 5-13 薬物 A, B, C, D を同じ投与量で急速静脈内投与したところ，下図のような血中濃度推移が得られた．以下の問に答えよ．

1 血清中濃度-時間曲線下面積（AUC）の最も大きな薬物はどれか．
2 分布容積 V_d が最も大きい薬物はどれか．
3 消失速度定数 k_{el} が最も大きい薬物はどれか．
4 全身クリアランス CL_{tot} の最も小さな薬物はどれか．
5 薬物 B と D で，全身クリアランス CL_{tot} が大きいのはどちらか．

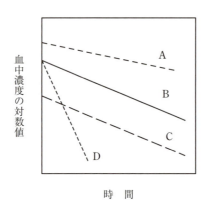

(99回　問172改変)

正解　解説

投与量はすべての薬物で同じというのがポイントである．

1　AUC は時間軸と血中濃度推移との間にできる面積を単に比較すればよい．面積の大きい順に並べると，AUC はA＞B＞C≧Dと推定されるので，正解はA．

2　同様に V_d は $V_d = \dfrac{X_0}{C_0}$（式3）で求めることができることから，切片 C_0 の小さい薬物が最も V_d が大きいため，その順番はC＞B＝D＞Aとなる．正解はC．

3　消失速度定数 k_{el} は，片対数グラフにプロットした傾きが急なほど大きいため，D＞B＝C＞Aの順と推測できる．そのため，正解はD．

4　全身クリアランスは $\dfrac{X_0}{AUC}$ または $k_{el} \cdot V_d$（式4）で計算できる．したがって，AUC が小さい方が CL_{tot} は大きいし，分布容積が同じ場合（BとD）は消失速度定数が大きい方D＞B（つまり $T_{1/2}$ の短い方）が CL_{tot} は大きいので，上から順番に並べると，D＞C＞B＞Aとなる．正解はA．

5　上記より，BとDではDのほうが CL_{tot} は大きいため，正解はD．

5-2-3　尿排泄データからの解析法

　薬物の生体内動態を解析する方法としては，静脈内投与後の血中濃度推移を解析する他に尿中排泄速度がある．実験上は静脈内投与後に採尿して，尿中薬物濃度を測定するのであるが，そのデータ解析には"**ログ・レートプロット法**"と"**シグマ・マイナスプロット法**"による2種類がある．いずれの方法でも傾きより，k_{el} が求められるが，切片から尿中排泄速度定数 k_u も求めることができるので，主として代謝と尿中排泄により消失する薬物であれば，（式6）と同様に k_m を求めることが可能である．

第 5 章 薬物速度論

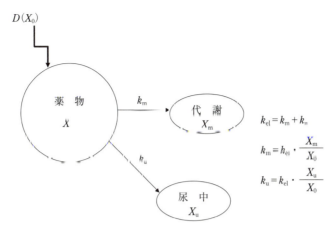

図 5-5　消失速度定数と尿中排泄速度定数

問 5-14　消失速度定数 k_{el} が 0.336 h^{-1} である薬物 800 mg を静脈内投与後，尿中未変化薬物を定量分析し，下記のデータを得た．この薬物の尿中排泄速度定数 k_u（h^{-1}）を求めよ．

採尿時間（h）	採尿間隔内で尿中に排泄された未変化体量（mg）
0〜2	33
2〜8	7
8〜24	0

正解　解説　未変化体総排泄量 $X_u = 40$ mg

体内薬物量 $X_0 = 800$ mg，（式 6）より，

$$k_u = k_{el} \times \left(\frac{X_u}{X_0}\right) = 0.336 \times \left(\frac{40 \text{ mg}}{800 \text{ mg}}\right) = 0.017 \text{ h}^{-1}$$

同様に，尿中排泄速度の解析により k_{el} および k_u が計算できれば，k_m も推定できる．

答　$k_u = 0.017$ h^{-1}

① ログ・レートプロット

ログ・レートプロットは，未変化体が尿中へ排泄される速度 $\frac{dX_u}{dt} = k_u \cdot X$ に $X = X_0 \cdot e^{-k_{el} \cdot t}$ を代入して $\frac{dX_u}{dt} = -k_u \cdot X_0 e^{-k_{el} \cdot t}$ とし，さらに両辺の対数をとって，

$$ln\left(\frac{dX_u}{dt}\right) = \ln k_u \cdot X_0 - k_{el} \cdot t \quad \text{（自然対数）（式 7）}$$

$$\log\left(\frac{dX_u}{dt}\right) = \log(k_u \cdot X_0) - \left(\frac{k_{el}}{2.303}\right) \cdot t \quad \text{（常用対数）（式 8）}$$

を導いたものである．したがって，片対数グラフの Y 軸に $\frac{dX_u}{dt}$，X 軸に t をとってプロットするとグラフから k_{el} と k_u を求めることができる．

58　　　第5章　薬物速度論

問5-15　薬物 A 200 mg を患者に静注したところ，以下の尿中排泄データが得られた．尿中排泄速度の対数値を投与後の時間に対してプロットしてグラフを作成したところ，Y 軸の切片 50 mg/h と傾き 0.15 h^{-1} が得られた．以下の設問に答えなさい．ただし，この薬物は未変化体の尿中排泄と肝における代謝により消失する．

採尿時間（h）	0～1	1～3	3～5	5～7
採尿の中間時間（h）	0.5	2	4	6
尿中排泄速度（mg/h）	42.0	25.0	12.5	6.25

1　消失速度定数 k_{el} および尿中排泄速度定数 k_u を求めなさい．

2　肝代謝速度定数 k_m を求めなさい．

3　未変化体の尿中総排泄量 X_u^∞ を求めなさい．

正解　**解説**

1　消失速度定数 k_{el} および尿中排泄速度定数 k_u

$\log\left(\dfrac{dX_u}{dt}\right) = \log(k_u \cdot X_0) - \left(\dfrac{k_{el}}{2.303}\right) \cdot t$　（式 8）に従って片対数グラフにプロットし，それぞれの測定時間における尿中排泄速度をとり，Y 切片をもつ直線を引くと図 5-6 と同様なグラフが得られる．$t = 0$ のとき，縦軸切片 $= 50$ mg/h であるから，$\dfrac{dX_u}{dt} = k_u \cdot X_0$ により尿中排泄速度定数 k_u を求めることができる．　50 mg/h $= k_u \cdot 200$ mg より，尿中排泄速度定数は $k_u = 0.25$ h^{-1} である．

また，グラフの傾きから k_{el} を求めることができるので，傾き $= -\dfrac{k_{el}}{2.303}$ の関係から，

-0.15 $h^{-1} = -\dfrac{k_{el}}{2.303}$ を解けば $k_{el} = 0.345$ h^{-1} が求められる．

$$\text{答}\quad k_{el} = 0.345\ h^{-1}$$

なお，傾きは直線のいずれの時間でも等しいので，測定中間点 6 h を使っても計算ができる．（式 8）に代入して計算すると，

$\log 6.25 = \log 50 - \dfrac{k_{el}}{2.303} \cdot 6$ を変形して，$2.303 \log 2 = \ln 2 = 0.693$ より，

$k_{el} = 2.303 \log\left(\dfrac{50}{6.25}\right) \times \left(\dfrac{1}{6}\right)\left(\dfrac{1}{h}\right) = 0.345\ h^{-1}$　あるいは

$k_{el} = 2.303 \log 8 \times \left(\dfrac{1}{6}\right)\left(\dfrac{1}{h}\right) = 3 \times 2.303 \log 2 \times \left(\dfrac{1}{6}\right)\left(\dfrac{1}{h}\right) = 0.345\ h^{-1}$

なお，図 5-6 からもわかるように，直線の傾きは k_{el} を示しており，k_u ではないことに留意する．

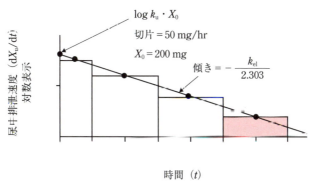

図5-6 ログ・レートプロット

2 肝代謝速度定数 k_m

薬物Aは尿中への未変化体の腎排泄と肝代謝で消失するので，(式6) から $k_{el} = k_u + k_m$ と考えることができる．それゆえ，$0.345 \text{ h}^{-1} = 0.25 \text{ h}^{-1} + k_m$ から $k_m = 0.095 \text{ h}^{-1}$ を計算できる．

答　$k_m = 0.095 \text{ h}^{-1}$

3 未変化体の尿中総排泄量 X_u^∞

2の解説で述べたように，速度定数の和から尿中排泄率が求められるので，

$$X_u^\infty = \frac{k_u}{k_{el}} \times X_0 \text{ から，} \left(\frac{0.250}{0.347}\right) \times 200 \text{ mg} = 144.1 \text{ mg}$$

答　$X_u^\infty = 144.1 \text{ mg}$

② シグマ・マイナスプロット

シグマ・マイナスプロットは「累積尿中排泄量 X_u-時間曲線」(図5-7) から得られる「未排泄体内薬物残存量 $(X_u^\infty - X_u)$」あるいはその割合 $\left(1 - \frac{X_u^\infty}{X_u}\right)$ の対数値を薬物投与時からの経過時間に対してプロットしたもの(図5-8) である．この解析の特徴は尿中排泄速度にバラツキがあっても比較的正確に消失速度定数 k_{el} を推定できることにある．しかしながら，総尿中排泄量 X_u^∞ を求める必要があるため，消失半減期 $T_{1/2}$ の長い薬物には不向きである．

$\frac{dX_u}{dt} = k_u \cdot X$ に $X = X_0 \cdot e^{-k_{el} \cdot t}$ を代入して，$\frac{dX_u}{dt} = -k_u \cdot X_0 \cdot e^{-k_{el} \cdot t}$ とするまでは，ログ・レートプロットと同じである．次に両辺を $t = 0$ から t まで積分して，整理すると以下の式が得られる．

$$X_u = \frac{k_u}{k_{el}} \cdot X_0 \left(1 - e^{-k_{el} \cdot t}\right) \quad (式9)$$

$t \to \infty$ とすることで，$X_u^\infty = \frac{k_u}{k_{el}} \cdot X_0$ (式10) となる．これを(式9) に代入することで，

$\frac{X_u^\infty}{X_u} = -e^{-k_{el} \cdot t}$ となり，さらに整理して，$X_u^\infty - X_u = X_u^\infty \cdot e^{-k_{el} \cdot t}$ としてから対数をとれば，

$$\log(X_u^\infty - X_u) = \log X_u^\infty - \frac{k_{el}}{2.303} \cdot t \quad (式11)$$

すなわち，片対数グラフにプロットすると，Y切片が $\log X_u^\infty$，傾きが $-\frac{k_{el}}{2.303}$ の直線になる．

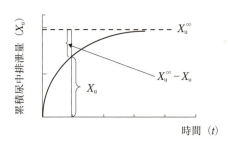

図 5-7　累積尿中排泄量-時間曲線

> **問 5-16**　薬物 B 250 mg を急速静脈内投与して，累積尿中排泄データからシグマ・マイナス $(X_u^\infty － X_u)$ 値（mg）を算出した．以下の設問に答えなさい．ただし，薬物 B は未変化体の尿中排泄と肝における代謝により消失する．消失速度定数 k_{el} および尿中排泄速度定数 k_u を求めなさい．なお，表中のすべてのシグマ・マイナス値はプロットした直線上にあるものとする．必要であれば，$\log 2 = 0.301$，$\log 3 = 0.477$，$\log 5 = 0.699$ として計算せよ．
>
> | 時間 | 累積尿中未変化体排泄量（mg） | シグマ・マイナス$(X_u^\infty － X_u)$値（mg） |
> |---|---|---|
> | 0 | 0 | 100 |
> | 1 | 18 | 82 |
> | 4 | 55 | 45 |
> | 8 | 80 | 20 |
> | 16 | 96 | 4 |
> | 24 | 100 | 0 |
> | 36 | 100 | 0 |

正解　解説

消失速度定数 k_{el} および尿中排泄速度定数 k_u を求める．

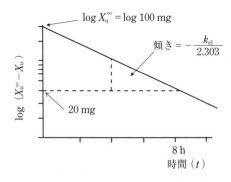

図 5-8　シグマ・マイナスプロット法

（式 11）より，$\log 20 = \log 100 - \dfrac{k_{el}}{2.303} \times 8$

$$k_{el} = 2.303 \times (\log 100 - \log 20) \times \left(\dfrac{1}{8}\right) = 2.303 \times \log\left(\dfrac{5}{8}\right)$$

$$= 2.303 \times 0.699 \times \left(\frac{1}{8}\right) = 0.201 \text{ h}^{-1}$$

（式6）より，$X_u^\infty = \dfrac{k_u}{k_{el}} \cdot X_0$

$$k_u = \frac{X_u^\infty}{k_{el}} \cdot X_0 = 0.201 \cdot \left(\frac{100}{250}\right) = 0.080 \text{ h}^{-1}$$

答　$k_{el} = 0.201 \text{ h}^{-1}$，$k_u = 0.080 \text{ h}^{-1}$

因みに，k_m を求めると $k_m = k_{el} - k_u = 0.201 - 0.080 = 0.121 \text{ h}^{-1}$ であり，尿中排泄が 40％で肝代謝が 60％の消失割合を示すことがわかる.

問 5-17　ある薬物 100 mg を急速静脈内投与後，経時的に採尿し，尿中に排泄された総薬物量（未変化体＋代謝物）を測定して，以下のデータを得た. また，log（投与量 mg － 各時間までの未変化体尿中排泄量 mg）を時間（h）に対してプロットして得られた直線の負の傾きは 0.25 h^{-1} であった. 未変化体の尿中排泄速度定数 k_u（h^{-1}）を計算せよ. ただし，この薬物は未変化体，代謝物とも腎臓からすべて排泄される.

種　類	累積尿中排泄量(mg)
未変化体	80
代謝物	20

（77回　問185 改変）

正　解　消失速度定数 $k_{el} =$ 傾き $\times 2.303 = 0.58 \text{ h}^{-1}$

（式6）より，未変化体の尿中排泄速度定数 $k_u = 0.58 \text{ h}^{-1} \times \dfrac{80}{80+20} = 0.464 \fallingdotseq 0.46 \text{ h}^{-1}$

解　説　シグマ・マイナスプロットの問題である. 問題文中の log（投与量 mg－ 各時間までの未変化体尿中排泄量 mg）は $\log(X_u^\infty - X_u)$ であることに気づけば難しくない. シグマ・マイナスプロットの傾きは，傾き $= -\dfrac{k_{el}}{2.303}$ で表される. なお，尿中に排泄された代謝物は未変化体の尿中排泄速度の算出には使わない. これらは，尿中に出現してはいるが，代謝により消失したものである. また，シグマ・マイナスプロットの場合も傾きは k_{el} を示しており，k_u ではないことに注意する必要がある.

5-2-4　定速静注（点滴投与）

定速静注は点滴投与とも呼ばれ，抗菌剤などの生物学的半減期の短い薬物の血中濃度を有効濃度以上で有効に保ち，治療効果を上げる目的で行われている. 一定の**投与速度** k_0 で点滴投与を続けていくと，体内の薬物量 X は増加していくが消失速度 $\dfrac{dX}{dt}$ も増加していく. そして，ついには薬物の入る速度と出る速度が等しくなり$\left(k_0 = \dfrac{dX}{dt}\right)$，体内薬物量 X は一定の値となる. この

状態を**定常状態** steady state，その時の濃度を**定常状態血中濃度** C_{ss} と呼ぶ．

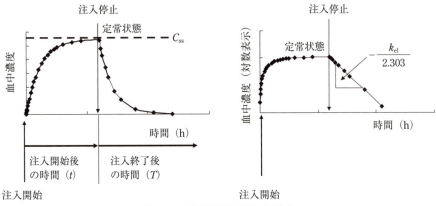

図5-9　定速静注開始と停止

1）定常状態と投与速度
① 投与速度

　線形1-コンパートメントモデルの定速静注の血中濃度推移は（式12）で表される．時間経過とともに時間 t は大きくなるので，$e^{-k_{el}\cdot t} \to 0$ に限りなく近づき（式13）になる．また，点滴投与終了後は図5-10のように急速静注と同様に一次消失速度で消失する．

$$C = \frac{k_0}{k_{el}\cdot V_d}\cdot(1-e^{-k_{el}\cdot t}) = \frac{k_0}{CL}\cdot(1-e^{-k_{el}\cdot t}) \quad \text{（式12）}$$

$$C_{ss} = \frac{k_0}{k_{el}\cdot V_d} = \frac{k_0}{CL} \quad \text{（式13）}$$

> **問5-18**　薬物 F を健常人に静注し，その生物学的半減期 $T_{1/2}$ と分布容積 V_d を算出したところ，それぞれ2 hおよび0.15 L/kgであった．体重60 kgの患者に35 mg/hの投与速度 k_0 で定速静注したときの定常状態血中濃度 C_{ss} を求めなさい．ただし，健常人と患者の体内動態は同じとして考えてよい．

正解　定常状態血中濃度　11.2 mg/L（µg/mL）

解説　定速静注モデルは図5-10のような，0次投与速度と一次消失速度の組合せで表現される．

$C_{ss} = \dfrac{k_0}{k_{el}\cdot V_d}$（式13）を用いて，投与速度 k_0 で定速静注したときの定常状態血中濃度 C_{ss} を計算する．

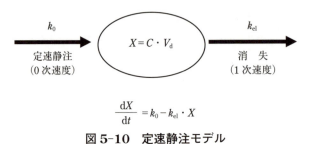

$$\frac{dX}{dt} = k_0 - k_{el}\cdot X$$

図5-10　定速静注モデル

半減期 $T_{1/2} = 2\,\text{h}$ から，消失速度定数 k_{el} を求めると，

$$k_{el} = \frac{\ln 2}{T_{1/2}} = \frac{0.693}{2} = 0.347\,\text{h}^{-1}$$

次に，体重 kg 当たりの分布容積から患者の分布容積 V_d を求める．

$$V_d(\text{L}) = V_d(\text{L/kg}) \times wt.(\text{kg}) = 0.15\,\text{L/kg} \times 60\,\text{kg} = 9\,\text{L}$$

$C_{ss} = \dfrac{k_0}{k_{el} \cdot V_d}$ に上で求めた k_{el} と V_d を代入して，C_{ss} (μg/mL) を計算すると，

$$C_{ss} = \frac{k_0}{k_{el} \cdot V_d} = \frac{35\,\text{mg/h}}{0.347\,\text{h}^{-1} \times 9\,\text{L}} = 11.2\,\text{mg/L} = 11.2\,\mu\text{g/mL}$$

このときの投与速度 k_0 は**維持投与速度** maintenance dose（D_M）とも呼ばれる．

② 投与計画：定速静注と急速静注の組合せ

急速静注と定速静注を組み合わせると，投与直後から定常状態の血中濃度を維持することが可能である．そのためには，定速静注開始時に定常状態血中濃度に等しくなるような投与量（**負荷投与量** loading dose, D_L）を急速静注するとよい $\left(C_0 = C_{ss} = \dfrac{D_L}{V_d}\right)$．

$$C_{iv} = \frac{D_L}{V_d} e^{-k_{el} \cdot t} \quad \text{急速静脈内投与後の血中濃度式 （式 14）}$$

$$C_{inf} = \frac{k_0}{k_{el} \cdot V_d}(1 - e^{-k_{el} \cdot t}) \quad \text{定速静脈内投与後の血中濃度式 （式 15）}$$

$$C_{iv} + C_{inf} = \frac{D_L}{V_d} e^{-k_{el} \cdot t} + \frac{k_0}{k_{el} \cdot V_d}(1 - e^{-k_{el} \cdot t}) \quad \text{急速静注＋定速静注の血中濃度式 （式 16）}$$

$C_0 = C_{ss}$ にするには，$\dfrac{D_L}{V_d} = \dfrac{k_0}{k_{el} \cdot V_d}$ が同じであればよい．その場合は常に $C_{iv} + C_{inf} = \dfrac{k_0}{k_{el} \cdot V_d}$ になるので，$D_L = \dfrac{k_0}{k_{el}} = C_{ss} \cdot V_d$（式 17）を用いて定常状態時の体内薬物量 X_{ss} になるように D_L を計算して急速静注すれば，定速注入開始直後から C_{ss} が得られる．

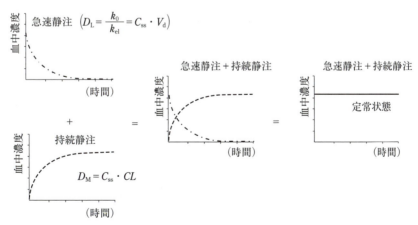

図 5-11　急速静注と定速静注を組み合わせた血中濃度推移

64 第5章 薬物速度論

> **問 5-19** 36歳男性. 体重70kg. 気管支喘息の治療中であったが, 急性発作により, 夜間救急を受診し, アミノフィリン点滴静注が開始された.
>
> 1 この患者における定常状態での血中テオフィリン濃度を15mg/Lとしたい. テオフィリンの点滴静注速度 (mg/h) を設定せよ. ただし, この患者におけるテオフィリンの血中消失半減期は7時間, 分布容積は32L, ln2 = 0.693とする.
>
> 2 この患者にアミノフィリン注射液 (250mg/10mL) を前問で求めたテオフィリンとしての静注速度で1時間かけて点滴静注する場合, 使用する薬液量 (mL) として適切な値を求めよ. ただし, アミノフィリン中のテオフィリン含量は80w/w%とする.
>
> 3 投与開始時から定常状態血中濃度とするための, 急速静注による負荷投与量 D_L (mg) を設定せよ.
>
> (99回 問274〜277改変)

正 解 1 点滴静注速度 (維持投与速度 D_M)

消失速度 k_{el} を求め, 式より k_0 を計算する.

$$k_{el} = \frac{\ln 2}{T_{1/2}} = \frac{0.693}{7} = 0.099 \text{ h}^{-1}$$

点滴投与速度 $k_0 = C_{ss} \cdot k_{el} \cdot V_d = C_{ss} \cdot CL$ を用いて,

$$k_0 = C_{ss} \cdot k_{el} \cdot V_d = 15 \text{ mg/L} \times 0.099 \text{ h}^{-1} \times 32 \text{ L} = 47.5 \text{ mg/h}$$

答 47.5 mg/h

2 薬液量

アミノフィリン中のテオフィリン含量は80w/w%であるから, テオフィリン濃度は,

250 mg/10 mL × 0.8 = 20 mg/mL

点滴静注速度は47.5mg/hであるから, 1時間当たりに注入する 薬液量mL は,

$$\frac{47.5 \text{ mg/h}}{20 \text{ mg/mL}} = 2.375 \fallingdotseq 2.4 \text{ mL}$$

答 2.4 mL

3 負荷投与量 D_L

(式17) より, D_L を求める.

$$D_L = \frac{k_0}{k_{el}} = C_{ss} \cdot V_d$$

それぞれのパラメータを代入して,

$$D_L = \frac{47.5 \text{ mg/h}}{0.099 \text{ h}^{-1}} = 15 \text{ mg/L} \times 32 \text{ L} = 480 \text{ mg}$$

答 480 mg

解 説 なお, D_L の量に関わらず最終的に血中濃度は C_{ss} に収束する. D_L が大きいからといって C_{ss} が高くなることはないし, D_L が小さくても C_{ss} は低くならないので注意すべきである (図5-12参照). なお, C_{ss} が変動するのは, 投与速度 k_0 が変化した時である.

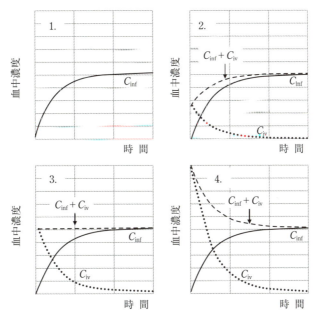

図 5-12　定常状態血中濃度 C_{ss} と負荷投与量 D_L
1. $D_L = 0$,　2. $D_L = 0.5\,C_{ss} \times V_d$,　3. $D_L = C_{ss} \times V_d$,　4. $D_L = 2\,C_{ss} \times V_d$

上の図が示すように，D_L の量に関わらず最終的に k_0 が同じであれば，C_{ss} は同じ値になっている．

問 5-20　ある薬物 100 mg をヒトに静脈内投与したところ，下の片対数グラフ（下図）に示す血中濃度推移が得られた．この薬物について，以下の問題を解きなさい．

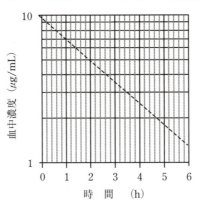

図　急速静注後の血中濃度推移

1　この薬物を 50 mg/h の速度で定速静注するとき，定常状態血中濃度 C_{ss} を求めよ．
2　定速静注時の定常状態血中濃度 C_{ss} に到達するのは何時間後と推定されるか．ただし，定常状態の 90％以上を定常状態とみなす．
3　この薬物を 50 mg/h の速度で定速静注するとき，投与開始 2 時間後の血中濃度 C_2 を求めなさい．

（97 回　問 172 改変）

第 5 章　薬物速度論

正　解 解　説

1　C_{ss}

以下の式を使い C_{ss} を計算するために，まず k_{el} と V_d を求める．

$$C_{ss} = \frac{k_0}{k_{el}\cdot V_d}$$

$C_0 = \dfrac{D}{V_d}$ を変形して，$V_d = \dfrac{D}{C_0}$ に，$D = 100$ mg および $C_0 = 10$ mg/L を代入して，

$$V_d = \frac{D}{C_0} = \frac{100\text{ mg}}{10\text{ mg/mL}} = 10\text{ L}$$

$$k_{el} = \frac{\ln 2}{T_{1/2}} = \frac{0.693}{2\text{ h}} = 0.347\text{ h}^{-1}$$

$k_0 = 50$ mg/h であるから，それぞれの値を式 $C_{ss} = \dfrac{k_0}{k_{el}\cdot V_d}$ に代入して，

$$C_{ss} = \frac{k_0}{k_{el}\cdot V_d} = \frac{50\text{ mg/h}}{0.347\text{ h}^{-1} \times 10\text{ L}} = 14.4\text{ mg/L} = 14.4\ \mu\text{g/mL}$$

2　$C_{0.9}$

（式 12）により，定速静注時の血中濃度は $C = \dfrac{k_0}{CL}\cdot(1-e^{-k_{el}\cdot t})$ で表される．時間 t が経過すると，$e^{-k_{el}\cdot t} \rightarrow 0$ になるから，$(1-e^{-k_{el}\cdot t})$ は定常状態では 1 に限りなく近づく．この問題では，C_{ss} の 90％を求めるのであるから，$(1-e^{-k_{el}\cdot t}) = 0.9$ になる t の値 $t_{0.9}$ を計算する．

$$(1 - e^{-k_{el}\cdot t}) = 0.9$$

$e^{-k_{el}\cdot t} = 0.1$ であり両辺の自然対数をとると，$-k_{el}\cdot t_{0.9} = \ln 0.1 = -\ln 10$

$$t_{0.9} = \frac{\ln 10}{k_{el}} = \frac{2.303\log 10}{0.347\text{ h}^{-1}} = \frac{2.303}{0.347\text{ h}^{-1}} = 6.63\text{ h}$$

また，図 5-13 に示すように半減期の 4 倍時間投与すれば定常状態の 90％以上になり，半減期の 7 倍時間投与すれば定常状態の 99％以上に到達するので，本薬物の場合は $T_{1/2} = 2$ h であるから，$t_{0.9} = 2 \times 4 = 8$ h が 90％ C_{ss} の目安であり，$t_{0.99} = 2 \times 7 = 14$ h を 99％ C_{ss} の目安とするのがよい．

3　半減期時間定速静注すると定常状態の 50％の濃度になる．定速静注する時間は 2 h で薬物の半減期と同じであるから，$0.5\cdot C_{ss}$ になる．したがって，

$$C_2 = \frac{14.4}{2}\text{ mg/L} = 7.2\text{ mg/L} = 7.2\ \mu\text{g/mL}$$

または，$(1-e^{-k_{el}\cdot t}) = 1-e^{-k_{el}\cdot t} = 1-e^{-\frac{\ln 2}{T_{1/2}}\cdot T_{1/2}} = 1-e^{-\ln 2} = 1 - 0.5 = 0.5$

$$C_2 = \frac{k_0}{k_{el}\cdot V_d}\cdot 0.5 = 14.4\text{ mg/L} \times 0.5 = 7.2\text{ mg/L} = 7.2\ \mu\text{g/mL}$$

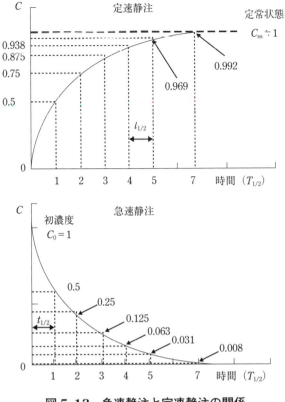

図 5-13 急速静注と定速静注の関係

5-3 | 線形 1-コンパートメントモデル（経口投与）

5-3-1　吸収速度定数（残余法，フリップ・フロップ現象）

問 5-21　図1の実線は，薬物Aの静脈内投与後のシグマ・マイナス値を時間に対して片対数プロットしたものである．図2の実線は，同じ薬物Aの経口投与後の血中濃度を時間に対して片対数プロットしたものであり，1点鎖線（−・−）は十分長い時間経過したのちの血中濃度曲線を時間0に外挿したものである．また，破線（------）は1点鎖線の値から実線の値を差し引いた値を時間に対して片対数目盛で示したものである．次の問に答えよ．

1　薬物Aの吸収速度定数（h^{-1}）を求めなさい．
2　フリップ・フロップ現象の有無を判断しなさい．ただし，この薬物の吸収および消失過程は線形1-コンパートメントモデルに従うものとする．

（91回　問162 改変）

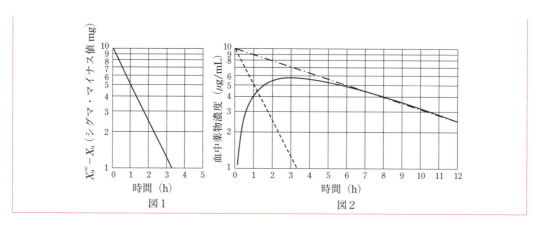

図1　　　　　　　　　　図2

正解　1　薬物Aの吸収速度定数は 0.116 h^{-1}
　　　　2　フリップ・フロップ現象が起きている．

　図2の血中濃度-時間曲線から得られた2本の直線の傾きを利用して，それぞれ吸収速度定数（k_a）または消失速度定数（k_{el}）を求めることができる．

　通常は $k_a > k_{el}$ の関係であり，血中濃度-時間曲線の最終消失相を外挿して得られた1点鎖線（–・–）から k_{el} が，残余法より得られる破線（------）から k_a が求まる．

　一方，フリップ・フロップ現象が起きている場合は，吸収速度定数と消失速度定数の大小関係が逆転して $k_a < k_{el}$ の関係であるため，1点鎖線（–・–）から k_a が，残余法より得られる破線（------）から k_{el} が求まる．

　図1は吸収過程がない静脈内投与後のシグマ・マイナスプロットであるため，直線の傾きは消失を表している．

　図2の破線（------）の傾きは図1の直線の傾きと等しいため，薬物Aの経口投与では<u>フリップ・フロップ現象が起きていると判断できる</u>．よって，1点鎖線（–・–）の傾きを利用して k_a を求めることができる．図2より，1点鎖線（–・–）の半減期は6 h と読み取ることができる．

　よって，$k_a = \dfrac{\ln 2}{t_{1/2}} = \dfrac{0.693}{6} = 0.116 \text{ h}^{-1}$

解説　1次吸収過程がある1-コンパートメントモデルは，下図のように表すことができる．

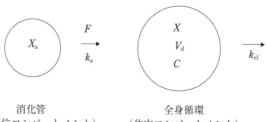

消化管　　　　　　　　　全身循環
（吸収部位コンパートメント）　　　（体内コンパートメント）

　ここで，吸収部位コンパートメントの薬物量の変化速度は $\dfrac{dX_a}{dt} = -k_a \cdot X_a$　（式1*）

---

* 式番号は，5.3節で通してある．

である．吸収率Fと投与量Dを用いて，この微分方程式を解くと，$X_a = F \cdot D \cdot e^{-k_a \cdot t}$となる．

体内コンパートメントの薬物量の変化速度は，$\dfrac{dX}{dt} = k_a \cdot F \cdot X_a - k_{el} \cdot X = F \cdot k_a \cdot D \cdot e^{-k_a \cdot t} - k_{el} \cdot X$（式2）であり，この微分方程式を解くと，

$$X = \dfrac{k_a \cdot F \cdot D}{(k_a - k_{el})}(e^{-k_{el} \cdot t} - e^{-k_a \cdot t}) \quad \text{（式3）}$$ となる．

よって，投与後の血中濃度は，$C = \dfrac{k_a \cdot F \cdot D}{(k_a - k_{el}) \cdot V_d}(e^{-k_{el} \cdot t} - e^{-k_a \cdot t})$ （式4）である．

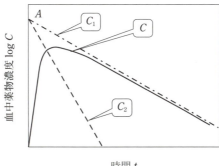

ここで，吸収速度定数k_aと消失速度定数k_{el}の大小関係について考えてみる．

1）$k_a > k_{el}$の関係の場合

大部分の薬物は，吸収速度定数は消失速度定数より大きい（$k_a > k_{el}$）．この場合，投与後十分長い時間経過したとき，すなわち，$t = \infty$のとき，$e^{-k_a \cdot t} \ll e^{-k_{el} \cdot t}$となる．よって（式4）の右辺の$e^{-k_{el} \cdot t} - e^{-k_a \cdot t}$は，$e^{-k_{el} \cdot t}$と近似することができる．したがって，$t = \infty$のときの血中濃度変化を時間0に外挿した血中濃度$C_1$は，

$$C_1 = \dfrac{k_a \cdot F \cdot D}{(k_a - k_{el}) \cdot V_d} e^{-k_{el} \cdot t} \quad \text{（式5）}$$ となる．

（式5）を常用対数で表すと，$\log C_1 = \log \dfrac{k_a \cdot F \cdot D}{(k_a - k_{el}) \cdot V_d} - \dfrac{k_{el}}{2.303} t$ （式6）であり，

右辺の$\dfrac{k_a \cdot F \cdot D}{(k_a - k_{el}) \cdot V_d}$を$A$とおくと，$\log C_1 = \log A - \dfrac{k_{el}}{2.303} t$ （式7）の直線となる．

次に，（式4）と（式5）からC_1とCの差を求め（各時間の1点鎖線の値と実線の値の差），これをC_2とおくと，$C_2 = C_1 - C = \dfrac{k_a \cdot F \cdot D}{(k_a - k_{el}) \cdot V_d}[e^{-k_{el} \cdot t} - (e^{-k_{el} \cdot t} - e^{-k_a \cdot t})] = A \cdot e^{-k_a \cdot t}$ （式8）となる．（式8）を常用対数で表すと，$\log C_2 = A - \dfrac{k_a}{2.303} t$ （式9）の直線となる．

このように，C_1とCの差からC_2を求め，これを常用対数表示したときの直線の傾きを利用して速度定数を求める方法を，残余法（残差法）という．

2) $k_a < k_{el}$ の関係の場合

薬物の消失は極めて遅い場合や，製剤からの薬物の放出が緩徐な場合（徐放性製剤など）では，$k_a < k_{el}$ の関係となり，1) の場合と吸収速度定数と消失速度定数の大小関係が逆転することがある．このような現象を，**フリップ・フロップ現象**という．

1) と同様の手順で考えると，投与後十分長い時間経過したとき，すなわち，$t = \infty$ のとき $e^{-k_a \cdot t} \gg e^{-k_{el} \cdot t}$ となる．よって上式右辺の $e^{-k_{el} \cdot t} - e^{-k_a \cdot t}$ は，$-e^{-k_a \cdot t}$ と近似することができ，$t = \infty$ のときの血中濃度変化を時間 0 に外挿した血中濃度は，

$$C_1 = \frac{k_a \cdot F \cdot D}{(k_a - k_{el}) \cdot V_d} e^{-k_a \cdot t} \quad \text{（式 10）}$$

となる．

以下，同様に考えると，$\log C_1 = \log A - \dfrac{k_a}{2.303} t$ （式 11），$\log C_2 = A - \dfrac{k_{el}}{2.303} t$ （式 12）となる．

フリップ・フロップ現象と残余法で得られる 2 本の直線の傾きの関係

通常（$k_a > k_{el}$ の関係）は，<u>片対数グラフで投与後十分長い時間経過したときの血中濃度（最終消失相という）を時間 0 に外挿したものである C_1 の傾きは，$-\dfrac{k_{el}}{2.303}$ を表す．また，C_1 と C の差から求めた C_2 の傾きは，$-\dfrac{k_a}{2.303}$ を表す．

一方，フリップ・フロップ現象が起きている場合（$k_a < k_{el}$ の関係），片対数グラフで表示した C_1 および C_2 の傾きは，それぞれ $-\dfrac{k_a}{2.303}$ および $-\dfrac{k_{el}}{2.303}$ を表す．

なお，下の図は消失速度定数 k_e を一定にし，吸収速度定数 k_a を変化させたときの経口投与後の血中濃度推移を示したものである．

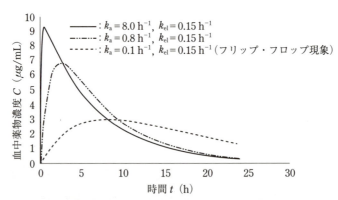

経口投与後の血中濃度-時間曲線と吸収速度定数，消失速度定数の関係（フリップ・フロップ現象）

問 5-22 線形 1-コンパートメントモデルに従う体内動態を示す薬物 A を経口投与したところ，以下の血中濃度-時間曲線が得られた．以下の記述から，正しいものを選びなさい．

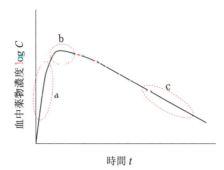

1　a のとき，体内からの薬物の消失は起きていない．
2　b のとき，薬物の吸収速度が最も大きい
3　c のとき，薬物の吸収はほとんど終了している．

正解 3

解説 1次吸収過程がある 1-コンパートメントモデルでは，吸収速度と消失速度は以下の式で表される．

吸収部位コンパートメントの薬物量の変化速度：$\dfrac{dX_a}{dt} = -k_a \cdot X_a$　（式 1）

体内コンパートメントの薬物量の変化速度：$\dfrac{dX}{dt} = k_a \cdot F \cdot X_a - k_{el} \cdot X$　（式 2）

（式 1）は吸収部位コンパートメントの変化速度なので，これを体内への吸収速度と考えると正負の符号が反対になる．したがって，体内コンパートメントの薬物量の変化速度は，吸収部位から体内への吸収速度と体内からの消失速度の和である（式 2）となり，各時間における吸収部位コンパートメントと体内コンパートメントの薬物量に依存して変化することがわかる．

また，血中濃度は体内薬物量を分布容積で除したものなので，体内薬物量の変化に比例する．

設問のグラフの a は吸収速度が消失速度より大きいので血中濃度が増大している状態，b は吸収速度が消失速度と等しいため血中濃度が増大から減少に転じる状態，c は消失速度の方が大きいので血中濃度が減少している状態である．

また，c では直線的に血中濃度が減少していることから，1次消失の挙動を示していることがわかる（縦軸が log であることを考える）．よって，c は吸収が終了し，消失のみの状態であるとみなせる（吸収部位コンパートメントの薬物量 X_0 は 0 と近似でき，吸収速度が 0 とみなせる）．

5-3-2 血中濃度-時間曲線下面積

問 5-23 薬物 A の全身クリアランス CL_{tot} は 25 mL/min, 生体内半減期 $t_{1/2}$ は 4.6 h であることがわかっている. 薬物 A 100 mg を経口投与したところ, 以下の血中濃度-時間曲線が得られた. 次の問に答えよ.

1　台形法を用いて $AUC_{0\sim\infty}$ を求めなさい.
2　バイオアベイラビリティ F を求めなさい. なお, プロットに付したカッコ内の数字は血漿中薬物濃度 (μg/mL) を示している.

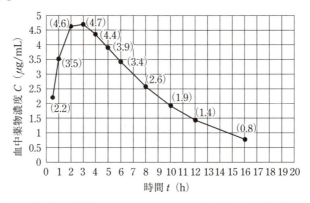

正解　1　$AUC_{0\sim\infty} = 66.1$ mg・h/L
　　　　2　バイオアベイラビリティ $F = 70\%$

解説　1　$AUC_{0\sim\infty}$ は, 血中濃度-時間曲線の下の部分の面積を台形法で求めることにより得られる.

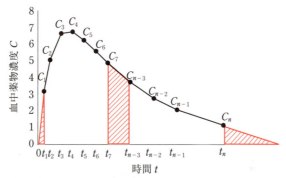

$$AUC_{0\sim\infty} = AUC_{0\sim n} + AUC_{n\sim\infty} \quad (式13)$$

ここで, 最終採血時間 t_n までの $AUC_{0\sim n}$ は, 台形公式用いて求めた各採血時間隔の面積の和である. また, 最終採血時間 t_n 以降の $AUC_{n\sim\infty}$ は, C_n を消失速度定数 k_{el} で除すことで求まる.

$$AUC_{0\sim n} = \frac{t_1-0}{2}\cdot(0+C_1) + \frac{t_2-t_1}{2}\cdot(C_1+C_2) + \cdots + \frac{t_n-t_{n-1}}{2}\cdot(C_{n-1}+C_n) \quad (式14)$$

第5章　薬物速度論 73

$$AUC_{n\sim\infty} = \frac{C_n}{k_{el}} \quad \text{(式15)}$$

設問の血漿中濃度を用いて解くと，

$$AUC_{0\sim16} = \frac{1}{2}\left[0.5\times2.2+(1-0.5)\times(2.2+3.5)+\cdots+\frac{16-12}{2}\times(1.4+0.8)\right]$$

$$= 41.2 \text{ mg}\cdot\text{h/L}$$

生体内半減期 $t_{1/2} = 4.6$ h なので，消失速度定数 $k_{el} = \ln 2/t_{1/2} = 0.693/4.6$ h $= 0.15$ h^{-1}

$$AUC_{16\sim\infty} = \frac{C_{10}}{k_{el}} = \frac{0.8}{0.15} = 5.3 \text{ mg}\cdot\text{h/L}$$

したがって，$AUC_{0\sim\infty} = 41.2 + 5.3 = 46.5$ mg·h/L

2　線形1-コンパートメントモデルが成り立つとき，経口投与後の $AUC_{0\sim\infty}$ は，

$$AUC_{0\sim\infty} = \int_0^\infty C\cdot\mathrm{d}t = \int_0^\infty \frac{k_a\cdot F\cdot D}{(k_a-k_{el})V_d}(e^{-k_{el}\cdot t}-e^{-k_a\cdot t})\cdot\mathrm{d}t = \frac{F\cdot D}{k_{el}\cdot V_d}$$

よって，$AUC_{0\sim\infty} = \dfrac{F\cdot D}{k_{el}\cdot V_d} = \dfrac{F\cdot D}{CL_{tot}}$　（式16）

1 より，$AUC_{0\sim\infty} = 46.5$ mg·h/L，また，$CL_{tot} = 25$ mL/min$=1.5$L/h，$D=100$ mg なので，

$$F = \frac{AUC_{0\sim\infty}\cdot CL_{tot}}{D} = \frac{46.5 \text{ mg}\cdot\text{hr/L}\times1.5\text{L/h}}{100 \text{ mg}} = 0.698 \qquad F \text{ は70\%}$$

5-3-3　生物学的利用能と初回通過効果

問5-24　ある薬物 A を同一患者に 100 mg 静脈内投与，あるいは 200 mg 経口投与したときの累積尿中排泄量を測定し，下表の結果を得た．次の問に答えよ．

1　薬物 A の経口投与後のバイオアベイラビリティを求めなさい．

2　肝抽出率を求めなさい．薬物 A は線形1-コンパートメントモデルに従い，肝代謝および腎排泄によってのみ消失するものとする．

投与方法	静脈内投与	経口投与
投与量(mg)	100	200
薬物 A の尿中排泄量(mg)	60	36
代謝物の尿中排泄量(mg)（薬物 A の量に換算した値）	40	144

正解　1　バイオアベイラビリティ $F = 0.3$

2　肝抽出率 $E_h = 0.67$

解説　1　バイオアベイラビリティ F

投与量 D に対する全身循環へ移行量 X の割合を絶対的バイオアベイラビリティ F と定義する．

一般的に全身循環に入った薬物量 X は直接測ることができないので，X の指標として投与後十分に時間が経過したときの $AUC_{0\sim\infty}$ や累積尿中未変化体排泄量 $\sum_0^\infty X_\mathrm{u}$ が用いられる．これらと全身循環移行量 X の間には，（式17），（式18）の関係が成り立つ．

$$X = AUC_{0\sim\infty} \cdot CL_\mathrm{tot} \quad （式17）$$

$$X = \frac{CL_\mathrm{tot}}{CL_\mathrm{r}} \sum_0^\infty X_\mathrm{u} \quad （式18）$$

絶対的バイオアベイラビリティ F は，投与量の100％が全身循環に移行する静脈内投与を基準にして，（式19）で表される．

$$F = \frac{X}{D} = \frac{X_\mathrm{po}/D_\mathrm{po}}{X_\mathrm{iv}/D_\mathrm{iv}} = \frac{AUC_\mathrm{po}/D_\mathrm{po}}{AUC_\mathrm{iv}/D_\mathrm{iv}} = \frac{X_\mathrm{u\,po}/D_\mathrm{po}}{X_\mathrm{u\,iv}/D_\mathrm{iv}} \quad （式19）$$

したがって，この設問では薬物 A の投与量と尿中排泄量を用いて絶対的バイオアベイラビリティ F を求めることができる．

$$F = \frac{36/200}{60/100} = 0.3$$

2　肝抽出率

経口投与後の肝抽出率 E_h は，（式20）で表すことができる．

$$肝抽出率\ E_\mathrm{h} = \frac{肝臓での消失速度}{肝臓への流入速度（門脈血移行速度）} = \frac{CL_\mathrm{h} \cdot C_\mathrm{pv}}{Q_\mathrm{h} \cdot C_\mathrm{pv}} = \frac{CL_\mathrm{h}}{Q_\mathrm{h}} \quad （式20）$$

ここで，C_pv は門脈血中濃度である．経口投与後，薬物は門脈血へ移行する．ここから肝臓を経て，肝動脈血（全身循環血）へ移行する際に薬物が除去（代謝）される割合が肝抽出率である．

この設問では単位時間当たりの肝臓への流入量と肝臓での代謝量を求めて，肝抽出率 E_h を得ることができる．

1 より，経口投与後の全身循環移行量 X_po は，$F \times D_\mathrm{po} = 0.3 \times 200\ \mathrm{mg} = 60\ \mathrm{mg}$ である．

静脈内投与の結果から，全身循環血に入った薬物 A のうち，40％は代謝物として尿中に排泄されることがわかる．

経口投与では全身循環に入った薬物 A の40％は，$0.4 \times 60\ \mathrm{mg} = 24\ \mathrm{mg}$ である．尿中代謝物量は 144 mg となっているので，この差 $144 - 24 = 120\ \mathrm{mg}$ が肝初回通過効果による代謝物として全身循環に入った代謝物量である．また，消化管から門脈に到達した薬物量は，総尿中排泄量 $144 + 36 = 180\ \mathrm{mg}$ である．

したがって，肝抽出率 $E_\mathrm{h} = \dfrac{120}{180} = 0.667$ である．

静脈内投与後と経口投与後の薬物 A および代謝物の移行量をまとめると，次図のように表すことができる．

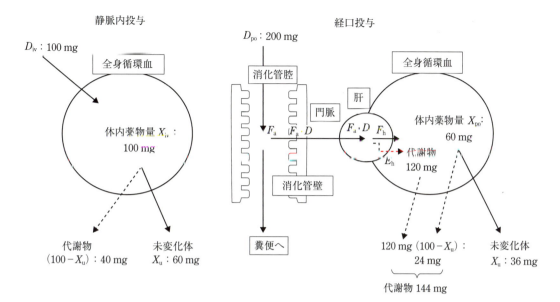

【補足解説】

吸収過程が終了していない場合の累積吸収量（その時点までの全身循環移行量）を求める方法として，Wagner-Nelson 法が知られている．Wagner-Nelson 法は，（式21）として表される．

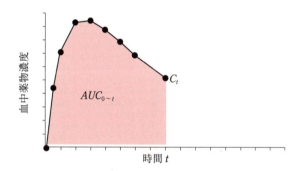

累積吸収量 = X_{elt}（時間 t までの消失量）+ X_t（時間 t での体内量）
= $AUC_{0\sim t} \cdot CL_{tot} + C_t \cdot V_d$　（式21）

問 5-25　ある薬物を4種類の異なる製剤で経口投与したところ，以下の結果が得られた．製剤 A と生物学的利用能が同等と考えられる製剤はどれか．ただし，この薬物の体内動態は線形1-コンパートメントモデルに従うものとする．

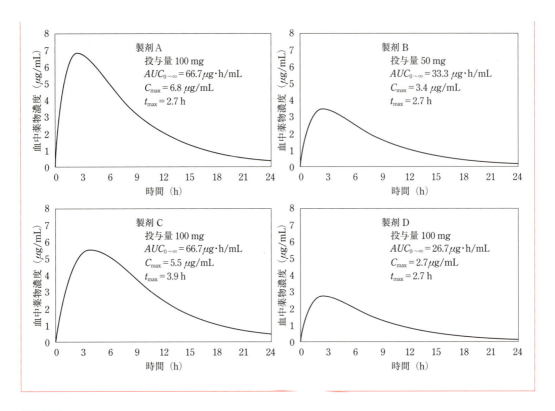

正解 製剤 B

解説 **量的バイオアベイラビリティ** extent of bioavailability（EBA）と**速度的バイオアベイラビリティ** rate of bioavailability（RBA）が等しいとき，**生物学的利用能**は等しい（**生物学的同等性** bioequivalence）．

EBA には，絶対的バイオアベイラビリティと相対的バイオアベイラビリティの２種のバイオアベイラビリティがある．絶対的バイオアベイラビリティは投与量の 100％が体内に入る静脈内投与後のデータを，相対的バイオアベイラビリティは比較対象とする標準製剤・投与方法のデータを比較対象の基準に置く．

指標には，投与量当たりの AUC や尿中未変化体量 X_u が用いられる．また，RBA の指標には，t_{max} と投与量当たりの C_{max} が用いられる．

表 生物学的利用能の指標

	量的バイオアベイラビリティ （EBA：extent of bioavailability）	速度的バイオアベイラビリティ （RBA：rate of bioavailability）
指標	AUC/D または X_u/D	C_{max}/D および t_{max}

設問より，各製剤の EBA は，

製剤 A：$\dfrac{66.7}{100}$，製剤 B：$\dfrac{33.3}{50}$，製剤 C：$\dfrac{66.7}{100}$ および，製剤 D：$\dfrac{26.7}{100}$ であり，製剤 A, B, C は等しい．製剤 D は製剤 A, B, C よりも EBA が低い．

RBA について比較すると，各製剤の投与量当たりの C_{max} は，

製剤 A：$\frac{6.8}{100}$，製剤 B：$\frac{3.4}{50}$，製剤 C：$\frac{6.8}{100}$ および，製剤 D：$\frac{2.7}{100}$ であり，製剤 A，B，C は等しく，製剤 D は低い．

また，各製剤の $t_{\max}$ は，製剤 A，B，D で等しいが，製剤 C は製剤 A，B，C よりも遅い．以上より，製剤 A と EBA，RBA ともに等しいのは製剤 B である．

問 5-26 薬物 50 mg を健常人に静脈内投与したとき，その血中濃度時間曲線下面積（AUC）は 200 μg·min/mL であり，未変化体の尿中排泄率は投与量の 20%，残りのすべては肝臓で代謝される．この薬物 100 mg を経口投与した後のバイオアベイラビリティと AUC（μg·min/mL）を求めなさい．ただし，この薬物が消化管上皮細胞に移行する割合は 100%，肝血流速度は 1.5 L/min とする．また，この薬物の経口投与後の吸収速度は，血中消失速度に比較して十分に速く，肝臓への分布は瞬時の平衡が成立すると仮定する．

(第 88 回　問 159 改)

正解 1　バイオアベイラビリティは 87%

2　$AUC = 348$ μg·min/mL

解説 経口投与後のバイオアベイラビリティと AUC を求める問題である．

線形 1-コンパートメントモデルに従う薬物の場合，

静脈内投与後の AUC は，$AUC_{\mathrm{iv}} = \dfrac{X_0}{CL_{\mathrm{tot}}}$　(式 22) で，

経口投与後の AUC は，$AUC_{\mathrm{po}} = \dfrac{F \cdot D}{CL_{\mathrm{tot}}}$　(式 23) で表される．

1　経口投与後の全身循環移行量はバイオアベイラビリティと投与量の積 $F \cdot D$ である．

下図より，$F \cdot D = F_a \cdot F_g \cdot F_h \cdot D$ である．F_a は消化管上皮細胞に移行する割合，F_g および F_h は，それぞれ，消化管上皮細胞および肝臓における代謝（初回通過効果）をまぬがれる割合である．

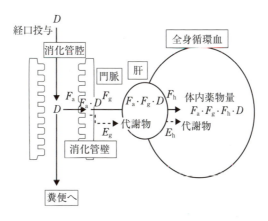

この薬物の消化管上皮細胞に移行する割合は100%，また，消化管上皮細胞では代謝されないので，F_a，F_g ともに1である．したがって，$F \cdot D = F_h \cdot D$ となる．

肝臓における代謝をまぬがれた割合（肝利用率）F_h は（式20）を用いると，

$$F_h = 1 - E_h = 1 - \frac{CL_h}{Q_h} \quad \text{（式24）で表される．}$$

E_h は肝抽出率，CL_h は肝クリアランス，Q_h は肝血流速度である．

ここで，静脈内投与後のデータを用いて（式22）より，

$$CL_{tot} = \frac{X_0}{AUC} = \frac{50 \text{ mg}}{200 \text{ }\mu\text{g·min/mL}} = 250 \text{ mL/min}$$

この薬物は尿中排泄と肝代謝のみで消失するので，$CL_{tot} = CL_h + CL_r$ である．

また，静脈内投与後の未変化体の尿中排泄率は投与量の20%であることから，$CL_r = 0.2\, CL_{tot}$ であり，$CL_h = (1-0.2)CL_{tot} = 0.8\, CL_{tot}$ である．よって，

$$CL_h = 0.8\, CL_{tot} = 0.8 \times 250 = 200 \text{ mL/min} \text{ である．}$$

（式26）にこの値と肝血流速度を代入し，

$$F = F_h = 1 - \frac{CL_h}{Q_h} = 1 - \frac{200 \text{ mL/min}}{1500 \text{ mL/min}} = 0.87$$

バイオアベイラビリティは87%である．

2　$F = 0.87$ を（式23）に代入すると，

$$\text{経口投与後の } AUC = \frac{F \cdot D}{CL_{tot}} = \frac{0.87 \times 100 \text{ mg}}{250 \text{ mL/min}} = 348 \text{ }\mu\text{g·min/mL} \text{ である．}$$

5-4　線形1-コンパートメントモデル（反復投与）

5-4-1　血中濃度推移

問 5-27　ある薬物 100 mg をヒトに1回静脈内投与したところ，以下のグラフの結果が得られた．同じ投与量で，1日2回，同じ時間間隔で繰り返し静脈内投与すると，3回目投与の直前および直後の血中濃度はいくつになるか．

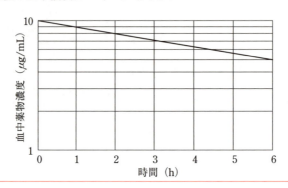

正解 3回目投与直前の濃度：3.125 μg/mL
3回目投与直後の濃度：13.125 μg/mL

解説 グラフより，この薬物 100 mg を静脈内投与したときの初濃度 C_0 は 10 μg/mL，消失半減期 $t_{1/2}$ は 6 h と読み取ることができる．

$t_{1/2} = 6$ h より，消失速度定数 k_{el} は，$k_{el} = \dfrac{\ln 2}{t_{1/2}} = \dfrac{0.693}{6} = 0.1101$ h^{-1}

投与間隔 τ は 1 日 2 回，等時間間隔，すなわち 12 h なので，

1 回目投与後の最低血中濃度 $C_{1\,min}$（2 回目投与直前の濃度と同義）は，

$C_{1\,min} = C_0 \cdot e^{-k_{el} \cdot \tau} = 10 \times e^{-0.231 \cdot 12} = 2.5$ μg/mL である．

$C_{1\,min}$ は，計算機がなくても投与間隔が半減期の 2 倍，$\tau = 12$ h $= 2\,t_{1/2}$ であることを利用して，算出できる．

$C_{1\,min} = C_0 \cdot e^{-k_{el} \cdot \tau} = C_0 \cdot e^{-\frac{\ln 2}{t_{1/2}} \cdot 2t_{1/2}} = C_0 \cdot e^{-2\ln 2} = C_0 \cdot 2^{-2} = 10 \cdot \dfrac{1}{4} = 2.5$ μg/mL

2 回目投与後の最高血中濃度 $C_{2\,max}$（2 回目投与直後の濃度と同義）は，

$C_{2\,max} = C_{1\,min} + C_0 = 2.5 + 10 = 12.5$ μg/mL

同様に，2 回目投与後の最低血中濃度 $C_{2\,min}$（3 回目投与直前の濃度と同義）は，

$C_{2\,min} = C_{2\,max} \cdot e^{-k_{el} \cdot \tau} = C_{2\,max} \cdot e^{-\frac{\ln 2}{t_{1/2}} \cdot 2t_{1/2}} = 12.5 \cdot \dfrac{1}{4} = 3.125$ μg/mL

3 回目投与後の最高血中濃度 $C_{3\,max}$（3 回目投与直後の濃度と同義）は，

$C_{3\,max} = C_{2\,min} + C_0 = 3.125 + 10 = 13.125$ μg/mL

である．

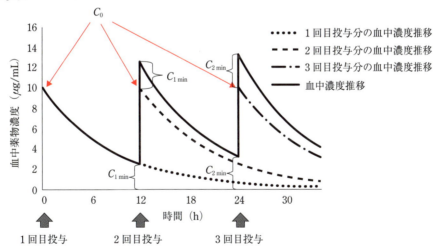

薬物を一定投与量 D，一定投与間隔 τ で静脈内繰り返し投与すると，血漿中薬物濃度は投与直後が最高血中濃度 C_{max} に，次回投与直前が最低血中濃度 C_{min} になり，以下のように推移する．である．

1 回目の最高血中濃度 $C_{1\,max}$ は，

$C_{1\,max} = D / V_d = C_0$ である．

1回目の最低血中濃度 $C_{1\,\mathrm{min}}$ は，時間が投与間隔 τ 経過した2回目投与直前の濃度なので，

$$C_{1\,\mathrm{min}} = C_{1\,\mathrm{max}} \cdot e^{-k_{\mathrm{el}}\cdot\tau} = C_0 \cdot e^{-k_{\mathrm{el}}\cdot\tau} \ \text{である.}$$

2回目に投与するときには $C_{1\,\mathrm{min}}$ がまだ存在している．

よって，2回目の最高血中濃度 $C_{2\,\mathrm{max}}$ は，

$$C_{2\,\mathrm{max}} = C_{1\,\mathrm{min}} + C_0 = C_0(1 + e^{-k_{\mathrm{el}}\cdot\tau}) \ \text{である.}$$

2回目の最低血中濃度 $C_{2\,\mathrm{min}}$ は，

$$C_{2\,\mathrm{min}} = C_{2\,\mathrm{max}} \cdot e^{-k_{\mathrm{el}}\cdot\tau} = C_0(1 + e^{-k_{\mathrm{el}}\cdot\tau}) \cdot e^{-k_{\mathrm{el}}\cdot\tau}$$

3回目の最高血中濃度 $C_{3\,\mathrm{max}}$ は，

$$C_{3\,\mathrm{max}} = C_{2\,\mathrm{min}} + C_0 = C_0(1 + e^{-k_{\mathrm{el}}\cdot\tau}) \cdot e^{-k_{\mathrm{el}}\cdot\tau} + C_0 = C_0(1 + e^{-k_{\mathrm{el}}\cdot\tau} + e^{-k_{\mathrm{el}}\cdot 2\tau})$$

3回目の最低血中濃度 $C_{3\,\mathrm{min}}$ は，

$$C_{3\,\mathrm{min}} = C_{3\,\mathrm{max}} \cdot e^{-k_{\mathrm{el}}\cdot\tau} = C_0(1 + e^{-k_{\mathrm{el}}\cdot\tau} + e^{-k_{\mathrm{el}}\cdot 2\tau}) \cdot e^{-k_{\mathrm{el}}\cdot\tau}$$

同様に，n 回目の最高血中濃度 $C_{n\,\mathrm{max}}$ は，

$$C_{n\,\mathrm{max}} = C_0(1 + e^{-k_{\mathrm{el}}\cdot\tau} + e^{-k_{\mathrm{el}}\cdot 2\tau} + \cdots\cdots + e^{-k_{\mathrm{el}}\cdot (n-1)\tau})$$

n 回目の最低血中濃度 $C_{n\,\mathrm{min}}$ は，

$$C_{n\,\mathrm{min}} = C_{n\,\mathrm{max}} \cdot e^{-k_{\mathrm{el}}\cdot\tau} = C_0(1 + e^{-k_{\mathrm{el}}\cdot\tau} + e^{-k_{\mathrm{el}}\cdot 2\tau} + \cdots\cdots + e^{-k_{\mathrm{el}}\cdot (n-1)\tau}) \cdot e^{-k_{\mathrm{el}}\cdot\tau}$$

である．

これをみると，最高血中濃度 C_{max} は，初項 C_0，公比 $e^{-k_{\mathrm{el}}\cdot\tau}$ の等比数列の和であることがわかる．

したがって，数学公式：等比数列の和 $= \dfrac{\text{初項} \cdot (1 - \text{公比}^{\text{回数}})}{(1 - \text{公比})}$ にあてはめると，

n 回目の最高血中濃度 $C_{n\,\mathrm{max}}$ は，

$$C_{n\,\mathrm{max}} = \frac{C_0 \cdot (1 - e^{-n \cdot k_{\mathrm{el}}\cdot\tau})}{1 - e^{-k_{\mathrm{el}}\cdot\tau}} \quad \text{（式 25）}$$

n 回目の最低血中濃度 $C_{n\,\mathrm{min}}$ は，

$$C_{n\,\mathrm{min}} = \frac{C_0 \cdot (1 - e^{-n \cdot k_{\mathrm{el}}\cdot\tau})}{1 - e^{-k_{\mathrm{el}}\cdot\tau}} \cdot e^{-k_{\mathrm{el}}\cdot\tau} \quad \text{（式 26）}$$

となる．

5-4-2 投与間隔と蓄積率

問 5-28 薬物 A 600 mg をある患者に1日2回，繰り返し静脈内投与した．この薬物の定常状態における最高血中濃度 $C_{\mathrm{ss\,max}}$，最低血中濃度 $C_{\mathrm{ss\,min}}$ および平均血中濃度 $C_{\mathrm{ss,\,ave}}$ を求めなさい．なお，この患者における薬物 A の消失半減期 $t_{1/2}$ は 6 h，分布容積 V_{d} は 20 L であることがわかっている．

正 解 $C_{\mathrm{ss\,max}}$：40 μg/mL，$C_{\mathrm{ss\,min}}$：10 μg/mL，$C_{\mathrm{ss,\,ave}}$：21.64 μg/mL

第 5 章　薬物速度論　　**81**

解　説 初回投与時の最高血中濃度 $C_{1\,\mathrm{max}}$ は，投与量 $D=400$ mg，$V_\mathrm{d}=20$ L なので，

$$C_{1\,\mathrm{max}} = C_0 = \frac{D}{V_\mathrm{d}} = \frac{600\,\mathrm{mg}}{20\,\mathrm{L}} = 30\ \mu\mathrm{g/mL}\ \text{である．}$$

蓄積率 R は，投与間隔 $\tau = 12$ h，$t_{1/2} = 6$ h なので，

$$R = \frac{1}{1-e^{-k_{\mathrm{el}}\cdot\tau}} = \frac{1}{1-e^{\frac{-\ln 2}{t_{1/2}}\cdot\tau}} = \frac{1}{1-e^{\frac{-\ln 2}{6}\cdot 12}} = \frac{1}{1-e^{-2\ln 2}} = \frac{1}{1-\left(\frac{1}{2}\right)^2} = \frac{4}{3}\ \text{である．}$$

よって，定常状態最高血中濃度 $C_{\mathrm{ss\,max}}$ は，

$$C_{\mathrm{ss\,max}} = C_0 \cdot R = 30\ \mu\mathrm{g/mL} \times \frac{4}{3} = 40\ \mu\mathrm{g/mL}\ \text{である．}$$

定常状態最低血中濃度 $C_{\mathrm{ss\,min}}$ は，

$$C_{\mathrm{ss\,min}} = C_0 \cdot R \cdot e^{-k_{\mathrm{el}}\cdot\tau} = C_{\mathrm{ss\,max}} \cdot e^{-k_{\mathrm{el}}\cdot\tau} = 40\ \mu\mathrm{g/mL} \times e^{\frac{-\ln 2}{6}\cdot 12} = 10\ \mu\mathrm{g/mL}\ \text{である．}$$

また，定常状態平均血中濃度 $C_{\mathrm{ss,\,ave}}$ は，

$$C_{\mathrm{ss,\,ave}} = \frac{D}{\tau\cdot CL_{\mathrm{tot}}} = \frac{D}{\tau\cdot k_{\mathrm{el}}\cdot V_\mathrm{d}} = \frac{600\,\mathrm{mg}}{12\,\mathrm{h}\cdot\dfrac{\ln 2}{6\,\mathrm{h}}\cdot 20\,\mathrm{L}} = 21.64\ \mu\mathrm{g/mL}\ \text{である．}$$

　繰り返し投与を続けると，最高血中濃度，最低血中濃度ともに上昇していき，いずれ単位時間当たりの投与速度（D/τ）と体内からの消失速度（$k_{\mathrm{el}}\cdot C$）が等しくなり，血中濃度が一定の範囲内の濃度をとるようになる．この状態を**定常状態**という．

〈繰り返し静脈内投与の場合〉

　定常状態では投与回数 n を ∞ とおけるので，（式 25）より $C_{\mathrm{ss\,max}}$ は，

$$C_{\mathrm{ss\,max}} = C_0\left(\frac{1}{1-e^{-k_{\mathrm{el}}\cdot\tau}}\right)\quad\text{（式 27）}$$

同様に，（式 26）に代入すると，定常状態最低血中濃度 $C_{\mathrm{ss\,min}}$ は，

$$C_{\mathrm{ss\,min}} = C_0\left(\frac{1}{1-e^{-k_{\mathrm{el}}\cdot\tau}}\right)e^{-k_{\mathrm{el}}\cdot\tau}\quad\text{（式 28）となる．}$$

（式 27），（式 28）の右辺のカッコ内の係数を蓄積率 R という．

$$R = \frac{1}{1-e^{-k_{\mathrm{el}}\cdot\tau}} = \frac{1}{1-\left(\dfrac{1}{2}\right)^{\frac{\tau}{t_{1/2}}}}\quad\text{（式 29）}$$

したがって，$C_{\mathrm{ss\,max}} = C_0 \cdot R$　（式 30），　$C_{\mathrm{ss\,min}} = C_0 \cdot R \cdot e^{-k_{\mathrm{el}}\cdot\tau}$　（式 31）と表せる．

　なお，投与間隔 τ が半減期 $t_{1/2}$ の整数倍であるとき，蓄積率 R と投与間隔 τ は下表の関係となる（（式 29）の τ を $t_{1/2}$ で表してみると理解できる）．

投与間隔 τ	$t_{1/2}$	$2\,t_{1/2}$	$3\,t_{1/2}$	$4\,t_{1/2}$	$5\,t_{1/2}$	$6\,t_{1/2}$
蓄積率 R	$2/1$	$4/3$	$8/7$	$16/15$	$32/31$	$64/63$

　定常状態における平均血中濃度 $C_{\mathrm{ss,\,ave}}$ は，投与間隔 τ 内の AUC を投与間隔 τ で除することで得られる．

$$C_{\mathrm{ss,\,ave}} = \frac{\displaystyle\int_0^\tau C_{\mathrm{ss}}\cdot\mathrm{d}t}{\tau} = \frac{AUC}{\tau} = \frac{D}{\tau\cdot CL_{\mathrm{tot}}} = \frac{D}{\tau\cdot k_{\mathrm{el}}\cdot V_\mathrm{d}}\quad\text{（式 32）}$$

定常状態における投与間隔 τ 内の AUC は $\int_0^\tau C_{ss} \cdot dt$ なので，これを変換すると，

$$\int_0^\tau C_{ss} \cdot dt = \int_0^\tau C_0 \cdot R \cdot e^{-k_{el} \cdot t} \cdot dt = \int_0^\tau C_0 \left(\frac{1}{1-e^{-k_{el} \cdot \tau}} \right) e^{-k_{el} \cdot t} \cdot dt = \frac{C_0}{k_{el}} = \int_0^\infty C \cdot dt \quad (\text{式 33})$$

となる．

上式の際右辺 $\int_0^\infty C \cdot dt$ は，1 回投与時の $AUC_{0 \sim \infty}$ である．

よって，**定常状態における投与間隔 τ 内の AUC と 1 回投与時の $AUC_{0 \sim \infty}$ は等しい**．

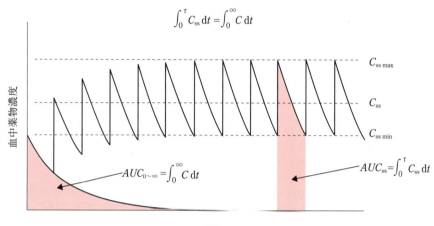

〈繰り返し経口投与の場合〉

繰り返し経口投与の場合は吸収過程があるが，定常状態における最高血中濃度 $C_{ss\,max}$ および最低血中濃度 $C_{ss\,min}$ は，単回経口投与後のそれぞれの濃度（C_{max}，C_{min}）に蓄積率 R を乗じることで得られる．

$$C_{ss\,max} = C_{max} \cdot R \quad (\text{式 34}), \quad C_{ss\,min} = C_{min} \cdot R \quad (\text{式 35})$$

また，定常状態における平均血中濃度 $C_{ss,ave}$ は，（式 32）にバイオアベイラビリティ F を乗じることで得られる．

$$C_{ss,ave} = \frac{\int_0^\tau C_{ss} \cdot dt}{\tau} = \frac{AUC}{\tau} = \frac{F \cdot D}{\tau \cdot CL_{tot}} = \frac{F \cdot D}{\tau \cdot k_{el} \cdot V_d} \quad (\text{式 36})$$

さらに（式 33）と同様の関係で，**繰り返し経口投与の場合も定常状態における投与間隔 τ 内の AUC と 1 回投与時の $AUC_{0 \sim \infty}$ は等しくなる**．

5-4-3　初回負荷投与量と維持投与量

> **問 5-29**　半減期 12 h，見かけの分布容積 20 L のある薬物を投与間隔 12 h で繰り返し静脈内投与して，定常状態時の平均血中濃度 $C_{ss,ave}$ を 10 μg/mL にしたい．この濃度を得るための負荷投与量と維持投与量を求めなさい．

[正 解] 負荷投与量 D_{LD}：280 mg，維持投与量 D：140 mg

[解 説] 目標の定常状態平均血中濃度 $C_{ss, ave}$ は 10 μg/mL なので，(式 32) より，

$$C_{ss, ave} = \frac{D}{\tau \cdot k_{el} \cdot V_d} = \frac{D}{\tau \cdot \frac{\ln 2}{t_{1/2}} \cdot V_d} = \frac{D}{12 \text{ h} \cdot \frac{\ln 2}{12 \text{ h}} \cdot 20 \text{ L}} = 10 \text{ μg/mL} \text{ となる.}$$

よって，維持投与量 D は，

$$D = \ln 2 \cdot 20 \text{ L} \cdot 10 \text{ μg/mL} = 138.63 \text{ mg} \fallingdotseq 140 \text{ mg} \text{ である.}$$

負荷投与量 D_{LD}（loading dose）は，初回投与した後の平均血中濃度 $C_{LD, ave}$ が定常状態平均血中濃度 $C_{ss, ave}$ と等しくなる投与量，すなわち，**維持投与量** D に蓄積率 R を乗じた値になる．また，与えられている投与間隔 τ は薬物の半減期 $t_{1/2}$ と等しいので，(式 29) より蓄積率 R は 2 であることがわかる．

したがって，負荷投与量 D_{LD} は，

$$D_{LD} = R \cdot D = 2 \times 140 \text{ mg} = 280 \text{ mg} \text{ である.}$$

繰り返し投与時に，目標の定常状態濃度を保つために必要な毎回の投与量を維持投与量という．

繰り返し投与では定常状態に達するまで時間を要するが，初回投与量を調整することで投与開始時から目標の定常状態血中濃度を得ることができる．この初回投与量のことを負荷投与量 D_{LD} という．

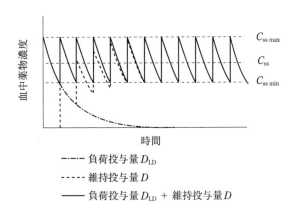

(式 30)，(式 31) の関係から，目標の定常状態時の血中濃度は，単回投与時の投与量に蓄積率 R を乗じた値になる．

したがって，負荷投与量 D_{LD} は，

負荷投与量 D_{LD} ＝ 蓄積率 R × 維持投与量 D　(式 37) である．

5-5 線形2-コンパートメントモデル

5-5-1 分布相と消失相

問5-30 急速静脈内投与後の血中薬物濃度推移は，線形1-コンパートメントモデルに従う場合，片対数グラフでプロットすると，(a)傾きが一定の直線として描くことができる．しかし，薬物によっては，下図のように傾きが一定とならず，(b)投与後，血中濃度が速やかに減少する部分と，その後(c)緩やかに減少する部分からなる二相性を示すことがある．この場合，体内を2つのコンパートメントとして考える線形2-コンパートメントモデルにより解析する方法が有用である．

下線部(a)の傾きより求められる薬物動態パラメータ，ならびに下線部(b)および(c)の名称として，正しいものの組合せはどれか．

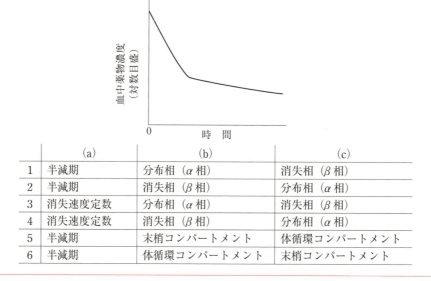

	(a)	(b)	(c)
1	半減期	分布相（α相）	消失相（β相）
2	半減期	消失相（β相）	分布相（α相）
3	消失速度定数	分布相（α相）	消失相（β相）
4	消失速度定数	消失相（β相）	分布相（α相）
5	半減期	末梢コンパートメント	体循環コンパートメント
6	半減期	体循環コンパートメント	末梢コンパートメント

正解 3

解説 線形1-コンパートメントモデルでは，循環血液中の薬物は，血管外組織中に速やかに移行して，血中薬物濃度と組織中薬物濃度には一定の平衡関係が成立している．そのため，線形1-コンパートメントモデルに従う薬物を急速静脈内投与した場合，その血中濃度推移の片対数プロットは一相性を示す．この直線の傾きから，消失速度定数k_{el}を算出することができる．

一方，線形2-コンパートメントモデルでは，体組織を大きく2つに分類する．1つは，**薬物が速やかに分布する組織**（循環血液中と速やかに平衡に達する血管外組織）で，**体**

循環コンパートメントと呼ぶ．もう1つは，**分布平衡に達するのに少し時間のかかる組織**（循環血液中と緩やかに平衡に達する血管外組織）で，**末梢コンパートメント**と呼ぶ．なお，消失は体循環コンパートメントからのみ起こる．

　線形2-コンパートメントモデルに従う薬物を急速静脈内投与すると，体循環コンパートメントからの消失と末梢組織（末梢コンパートメント）への薬物移行により，**分布相（α相）**と呼ばれる急速な血中濃度の減少が観察される．また，体循環コンパートメントからの薬物の消失と同時に，末梢コンパートメントへの薬物の分布が始まり，末梢コンパートメントに存在する薬物量は0から始まってやがて最高値に到達し，以後徐々に減少する．急速静脈内投与後のある時点で体循環コンパートメントと末梢コンパートメント間の薬物の出入りが等しくなり平衡状態が成立する．これ以降は，**一次速度過程に従って薬物は消失し**，この部分を**消失相（β相）**と呼んでいる．

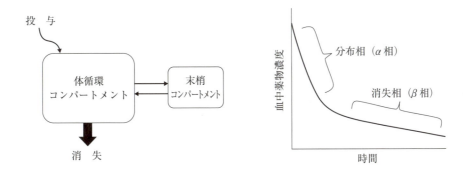

5-5-2　血中濃度データからの解析法

問5-31　薬物を急速静脈内投与した後，血中薬物濃度 C を測定したところ，時間 t とともに以下の（式1）に従って血中薬物濃度 C は減少した．血中薬物濃度 C の積分値である血中濃度-時間曲線下面積（AUC）を表す式を導きなさい．ただし，A, B, α, β は定数である（$A \neq B$, $\alpha \neq \beta$, $\alpha > \beta$）．

$$C = A \cdot e^{-\alpha \cdot t} + B \cdot e^{-\beta \cdot t} \quad (式1)$$

正解　$AUC = \dfrac{A}{\alpha} + \dfrac{B}{\beta}$

解説　血中濃度-時間曲線下面積 AUC は，血中薬物濃度 C の積分値として表される（式2）．これは，線形1-コンパートメントモデルの場合と同じである．（式2）に（式1）を代入し，血中薬物濃度 C を，時間 t について0から無限大まで積分すると以下のようになる．

$$AUC = \int_0^\infty C \, dt \quad (式2)$$
$$= \int_0^\infty (A \cdot e^{-\alpha t} + B \cdot e^{-\beta t}) dt$$

$$= \int_0^\infty A \cdot e^{-\alpha t} dt + \int_0^\infty B \cdot e^{-\beta t} dt$$

$$= A \int_0^\infty e^{-\alpha t} dt + B \int_0^\infty e^{-\beta t} dt$$

$$= A \left[-\frac{1}{\alpha} e^{-\alpha t} \right]_0^\infty + B \left[-\frac{1}{\beta} e^{-\beta t} \right]_0^\infty$$

$$= A \left[0 - \left(-\frac{1}{\alpha} \cdot 1 \right) \right] + B \left[0 - \left(-\frac{1}{\beta} \cdot 1 \right) \right]$$

$$AUC = \frac{A}{\alpha} + \frac{B}{\beta}$$

問 5-32 ある薬物 100 mg をヒトに静脈内投与したところ，下の片対数グラフに示す血中濃度推移（実線）が得られた．破線（----）は得られたグラフの消失相（β 相）の外挿線である．また，一点鎖線（—・—）は，実線から破線を引いた計算値から得られたものである．この薬物の体内動態は線形 2-コンパートメントモデルに従うものとして，この薬物の全身クリアランス（L/h）を求めなさい．ただし，必要であれば ln 2 = 0.693 を用いてよい．

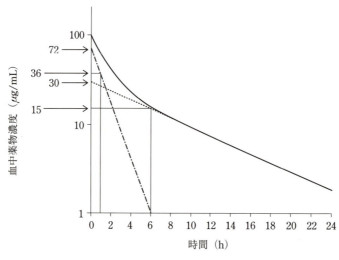

正解 0.276 L/h

解説 線形 2-コンパートメントモデルに従う薬物を急速静脈内投与した後の血中薬物濃度 C は，（式 1）で表される．また，全身クリアランス CL_{tot} は，線形 2-コンパートメントモデルにおいても，線形 1-コンパートメントモデルの場合と同様に（式 3）により求められる．ただし，X_0 は急速静脈内投与直後の体内薬物量とする．

$$C = A \cdot e^{-\alpha \cdot t} + B \cdot e^{-\beta \cdot t} \quad (式 1)$$

$$CL_{tot} = \frac{X_0}{AUC} \quad (式 3)$$

線形 2-コンパートメントモデルにおける血中濃度-時間曲線下面積 AUC は，前問で導いた（式 4）により求められる．

$$AUC = \frac{A}{\alpha} + \frac{B}{\beta} \quad (\text{式 4})$$

ここで，α および β はそれぞれ分布相（α 相）および消失相（β 相）の速度定数に相当することから，分布相（α 相）および消失相（β 相）の半減期 $t_{1/2}$ を利用して α および β を求めることができる．グラフから，分布相（α 相）および消失相（β 相）の半減期は，それぞれ 1 時間および 6 時間である．したがって，α および β は以下のように求められる．

$$\alpha = \frac{0.693}{t_{1/2}} = \frac{0.693}{1\,\text{h}} = 0.693\,\text{h}^{-1} \quad (\text{式 5})$$

$$\beta = \frac{0.693}{t_{1/2}} = \frac{0.693}{6\,\text{h}} \cong 0.116\,\text{h}^{-1} \quad (\text{式 6})$$

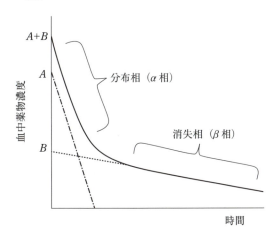

次に，B は，消失相（β 相）の直線部分を時間 0 へ外挿して求められる縦軸切片であり，A は，実線で示す血中濃度推移から破線を引いた計算値から得られた直線の縦軸切片である．したがって，グラフから縦軸切片を読み取ると，

$A = 72\,\mu\text{g/mL} = 72\,\text{mg/L}$

$B = 30\,\mu\text{g/mL} = 30\,\text{mg/L}$

また，急速静脈内投与であるため，投与量が投与直後の体内薬物量 X_0 と等しくなるので，

$X_0 = 100\,\text{mg}$

これらの値を（式 3）および（式 4）に代入すると，

$$CL_{\text{tot}} = \frac{X_0}{AUC} = \frac{X_0}{\dfrac{A}{\alpha} + \dfrac{B}{\beta}} = \frac{100\,\text{mg}}{\dfrac{72\,\text{mg/L}}{0.693\,\text{h}^{-1}} + \dfrac{30\,\text{mg/L}}{0.116\,\text{h}^{-1}}} \cong 0.276\,\text{L/h}$$

5-6 非線形薬物動態

5-6-1 消失過程の飽和による非線形モデル

問 5-33 50歳男性．てんかん治療のために下記処方に従い服薬を続けている．
（処方）
　　フェニトイン散 10％　　1回 1.2 g（1日 2.4 g）【製剤量】
　　　　1日2回　朝夕食後　　28日分

下図は，Michaelis-Menten 式に基づいて，この患者の1日投与量（mg/day）および定常状態における血中濃度（mg/mL）の解析を行った結果である．次の問に答えよ．

1　この患者における Michaelis 定数 K_m を求めなさい．
2　上記処方内容で投与した時の定常状態における血中濃度の推定値を求めなさい．ただし，バイオアベイラビリティは100％とする．

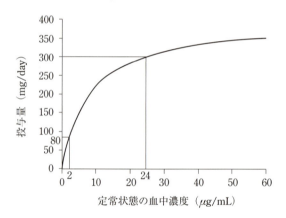

（97回　問273 改変）

正解　1　$K_m = 8\ \mu g/mL = 8\ mg/L$
　　　　2　$C_{ss} = 12\ \mu g/mL$

解説　フェニトインは，Michaelis-Menten 式に従い，**非線形薬物動態**を示す代表的な薬物である．

　薬物の体内動態が1-コンパートメントモデルに従い，かつその消失過程に飽和が生じる場合，血中薬物濃度の消失速度は，（式7）で示すように，Michaelis-Menten 式で表される．また，薬物動態の領域において使用する Michaelis-Menten 式は，定常状態における代謝（消失）の速度式であることも把握しておくことが重要である．なお，K_m は Michaelis 定数，V_{max} は血中薬物濃度の最大消失速度，C_{ss} は定常状態における血

第 5 章　薬物速度論　　**89**

中薬物濃度である．ここで，消失速度 v は，定常状態であることから，消失速度 ＝ 投与速度の関係が成立する．

$$v = \frac{V_{\max} \cdot C_{ss}}{K_m + C_{ss}} \quad （式 7）$$

　グラフより，定常状態における血中濃度と投与量（投与速度）の関係が 2 か所で読み取ることができる．（式 7）に 2 点のデータを代入することにより，Michaelis 定数 K_m および最大消失速度 $V_{\max}$ を求める．

$$80\ \text{mg/ day} = \frac{V_{\max} \cdot 2\ \mu\text{g/mL}}{K_m + 2\ \mu\text{g/mL}}$$

$$300\ \text{mg/ day} = \frac{V_{\max} \cdot 24\ \mu\text{g/mL}}{K_m + 24\ \mu\text{g/mL}}$$

この連立方程式を解いて，K_m および $V_{\max}$ を算出する．

$$80\ \text{mg/ day}\ (K_m + 2\ \mu\text{g/mL}) = V_{\max} \cdot 2\ \mu\text{g/mL}$$

$$300\ \text{mg/day}\ (K_m + 24\ \mu\text{g/mL}) = V_{\max} \cdot 24\ \mu\text{g/mL}$$

上記の 2 つの式から $V_{\max}$ を消去すると，

$$12 \cdot 80\ \text{mg/ day}\ (K_m + 2\ \mu\text{g/mL}) = 300\ \text{mg/day}\ (K_m + 24\ \mu\text{g/mL})$$

$$960\ K_m + 1920 \mu\text{g/mL} = 300\ K_m + 7200\ \mu\text{g/mL}$$

$$660\ K_m = 5280\ \mu\text{g/mL}$$

$$K_m = 8\ \mu\text{g/mL} = 8\ \text{mg/L}$$

得られた K_m を連立方程式のいずれかの式に代入して $V_{\max}$ を求めると，

$$V_{\max} = 400\ \text{mg/day}$$

　次に，得られた K_m および $V_{\max}$ を使用して，上記処方内容で継続投与した時の定常状態における血中薬物濃度 C_{ss} を推定する．投与速度は 1 日当たり 2.4 g であるが，これは製剤量であることから，フェニトインの投与速度としては 1 日当たり 0.24 g（240 mg）である．また，定常状態であることから，**投与速度 ＝ 消失速度**の関係が成立するため，これら値を（式 7）に代入して，C_{ss} を算出する．

$$240\ \text{mg/day} = \frac{400\ \text{mg/day} \cdot C_{ss}}{8\ \text{mg/L} + C_{ss}}$$

$$240\ \text{mg/day}\ (8\ \text{mg/L} + C_{ss}) = 400\ \text{mg/day} \cdot C_{ss}$$

$$C_{ss} = 12\ \mu\text{g/mL}$$

5-6-2　タンパク結合の飽和による非線形モデル

問 5-34　血漿タンパク質との結合性に飽和が認められる薬物の場合，飽和が生じない低用量で静脈内投与した場合と飽和が生じる高用量で静脈内投与した場合の血中濃度推移ならびに投与量と血中濃度-時間曲線下面積 AUC の関係を示す図として，適切なものはどれか．

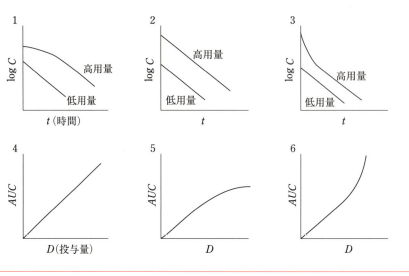

正解　3，5

解説　タンパク結合定数の大きな薬物は，高用量（高血中濃度）になると血漿タンパク結合に飽和が生じ，薬物結合部位が飽和状態にある限り，薬物結合量は一定となる．すなわち，**血漿タンパク非結合率 $f_{u,p}$ が急激に増大**するため，**非結合型薬物量が増大**し，体内からの**薬物消失速度が急激に増大**し（図(b)），**血中濃度は急激に低下**する（図3）．このような状態では，一時的に全身クリアランス CL_{tot} が増大し，半減期 $t_{1/2}$ が減少する．また，血中濃度-時間曲線下面積 AUC と投与量の間に比例関係が認められなくなり（図5，図(a)），薬効が急激に減少する場合もある．

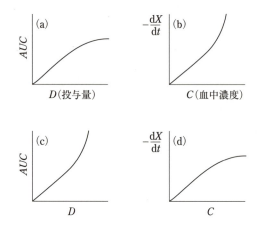

なお，図(a)で示される投与量と血中濃度-時間曲線下面積 AUC の関係は，タンパク結合が飽和した場合だけでなく，消化管上皮細胞における吸収方向の輸送が飽和した場合，近位尿細管における再吸収が飽和した場合などでも認められる．

一方，血漿タンパク結合の飽和以外に非線形性を示す原因として，消失過程，吸収過程，再吸収過程の飽和がある．特に，消失過程では，肝臓における代謝の飽和，胆汁排泄の飽和，腎臓における排泄の飽和などが認められる．高用量（高血中濃度）において，消失過程で飽和が生じると，体内から薬物は消失しにくくなる．すなわち，高血中濃度域では緩やかに血中濃度は減少し，投与量が増大するに従って，血中濃度-時間曲線下面積 AUC が投与量に比例するより大きく増大する（図(c)）．また，高血中濃度域では，体内からの薬物消失速度が頭打ちとなる（図(d)）．

5-6-3 消失過程の飽和による非線形モデル

問 5-35 下記は，商品名アスペノンカプセル 10 mg，20 mg（一般名アプリンジンカプセル 10 mg，20 mg）の添付文書中の記載内容（一部抜粋）である．これらの情報から判断できる内容として最も適切なものを 2 つ選びなさい．

■薬物動態
・血中濃度
健康成人および不整脈患者に経口投与した場合，消化管からの吸収は良好で投与後 2～4 時間で最高血漿中濃度に達する．

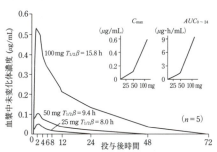
アスペノンカプセルを単回投与後の血漿中濃度の推移および投与量と血漿中濃度曲線下面積（$AUC_{0～24}$），最高血漿中濃度（C_{max}）との関係

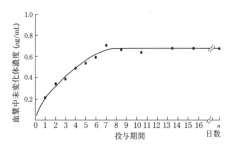
不整脈患者（14 名）にアスペノンカプセル 60 mg を反復投与した時の血漿中濃度推移

・血漿タンパク結合率
94～97％（平衡透析法）
・排泄
健康成人に経口投与したときの未変化体尿中排泄率（96 時間）は 1％以下である．

1 本薬物の生物学的半減期は，その投与量と比例関係にある．
2 投与量が 50 mg までの範囲では，本薬物の体内動態は線形性が保たれていると推測できる．
3 本薬物 100 mg 投与時の全身クリアランスは，25 mg 投与の場合と比較して増加していると考えられる．

4　本薬物の Michaelis 定数は，およそ 0.3 μg/mL である．
5　本薬物は肝代謝過程における飽和が原因で非線形性を示すと推測される．

正解　2，5

解説　アスペノン（成分名アプリンジン）は Vaughan Williams 分類の Ib 群に属する抗不整脈薬であり，添付文書のデータを観察することで本薬物の非線形性が理解できる．

　まず，本薬物の投与量と血中濃度-時間曲線下面積 $AUC_{0\sim 24}$ あるいは最高血中濃度 C_{max} との関係性を示したグラフに着目する．本薬物の投与量が 50 mg までの範囲において，$AUC_{0\sim 24}$ および C_{max} は投与量と比例関係にあり，**投与量 50 mg までは本薬物の体内動態は線形性が保たれている**と考えられる．しかしながら，同じグラフにおいて，100 mg 投与時の $AUC_{0\sim 24}$ および C_{max} は，投与量 50 mg までの場合に認められた比例関係よりもいずれも高くなっており，**非線形の体内動態**を示すと判断できる．また，血中濃度推移のグラフに着目すると，**消失相における半減期（$t_{1/2}\beta$）は，投与量の増加に伴い延長**することも認められる．

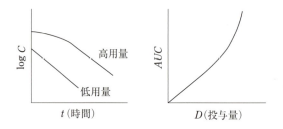

　本薬物の未変化体尿中排泄率が 1％以下であり，また消化管からの吸収も良好であることから，主に肝臓において代謝されていると推定できる．そのため，非線形性が認められる 100 mg 投与時には，**消失過程に飽和が生じ，全身クリアランスの減少が生じている**と考えられる．これは，上記の半減期の延長によっても支持される．したがって，**本薬物は肝代謝過程における飽和が原因で非線形性を示す**と推測される．なお，本薬物の血漿タンパク結合率は高いが，血漿タンパク結合に飽和が生じたとすると，非結合型薬物濃度の増加による代謝速度の上昇（肝クリアランスの増大）が考えられ，添付文書上のデータと合致しない．

　なお，反復投与した際の血中濃度推移のグラフは，Michaelis-Menten 式で表されるグラフと見た目は似ているが，全くの別物である．Michaelis 定数 K_m は，最大消失速度 V_{max} の半値を示すときの薬物濃度 C であり，この図から Michaelis 定数を読み取ることはできない．このグラフからわかることは，定常状態における血中濃度が約 0.6 μg/mL であり，その半分の濃度が約 0.3 μg/mL であるということである．

第5章　薬物速度論　　**93**

5-7 | モーメント解析

5-7-1　平均滞留時間

問5-36　モーメント解析法は，生体の特定のモデルに依存せず，薬物の体内動態を統計的に解析する手法である．言い換えると，生体内をモデル化せず，得られたデータをもとに数値計算を行い，統計量の式に基づき解析を行う手法である．

　モーメント解析では投与された薬物分子が体内に存在する平均値である　(a)　が利用される．モーメント解析のモーメントとは積率のことであり，　(b)　と　(c)　の積が利用される．モーメント解析法とはこれらの値を数値積分することによって　(a)　や　(d)　を求める方法であるということもできる．

(a)～(d)に当てはまるものとして，正しいものの組合せはどれか．

	(a)	(b)	(c)	(d)
1	平均滞留時間	血中薬物濃度下面積	測定時間	血中薬物濃度
2	平均滞留時間	血中薬物濃度	測定時間	血中薬物濃度下面積
3	平均滞留時間	血中薬物濃度	消失速度定数	血中薬物濃度下面積
4	平均吸収時間	血中薬物濃度下面積	測定時間	血中薬物濃度
5	平均吸収時間	血中薬物濃度	測定時間	血中薬物濃度下面積
6	平均吸収時間	血中薬物濃度	消失速度定数	血中薬物濃度下面積

正解　2

解説　コンパートメントモデルに代表されるモデル依存性薬物動態の解析は，薬物動態の特性を表すパラメータをある種のモデルに当てはめて解析を行うものである．一方で，モデルを想定せず，実測データに基づいて体内動態を解析するものがモデル非依存性薬物動態であり，その代表的な解析法が実測データを統計量で捉えるモーメント解析法である．モーメント解析法では，血中濃度から血中濃度-時間曲線下面積 AUC や平均滞留時間 MRT を求めることが可能である．また，血中濃度-時間曲線下面積 AUC や平均滞留時間 MRT をモデル非依存パラメータ（モーメントパラメータ）と呼ぶ．なお，薬物を単回投与した後の薬物血中濃度推移の0次，1次，2次モーメントは，以下の式で定義される．

0次モーメント　　$S_0 = \displaystyle\int_0^\infty C\, dt = AUC$

1次モーメント　　$S_1 = \displaystyle\int_0^\infty t \cdot C\, dt = AUMC$

2次モーメント　　$S_2 = \displaystyle\int_0^\infty t^2 \cdot C\, dt$

平均滞留時間 MRT は，投与された薬物が体内に滞留する平均時間であり，**体内通過の速さの指標**である．平均滞留時間 MRT が小さいほど薬物の体内通過が早いことを表す．平均滞留時間 MRT は（式8）で表される．

$$MRT = \frac{S_1}{S_2} = \frac{\int_0^\infty t \cdot C \, \mathrm{d}t}{\int_0^\infty C \, \mathrm{d}t} = \frac{AUMC}{AUC} \quad （式8）$$

問 5-37 薬物 100 mg を急速静脈内投与したところ，血中濃度–時間曲線下面積（AUC_iv）および $AUMC_\mathrm{iv}$ は，それぞれ 300（mg·h/mL）および 3,000（mg·h²/mL）であった．この薬物 100 mg を生物学的半減期ごとに繰り返し急速静脈内投与を行った．定常状態における平均血中濃度（mg/mL）を計算しなさい．

ただし，この薬物の体内動態は線形 1-コンパートメントモデルに従うものとする．なお，必要であれば，$\ln 2 = 0.693$ を利用せよ．

正 解 43.3 μg/mL

解 説 急速静脈内投与したときの MRT_iv は，急速静脈内投与時の AUC_iv と $AUMC_\mathrm{iv}$ から求められる．

$$MRT_\mathrm{iv} = \frac{AUMC_\mathrm{iv}}{AUC_\mathrm{iv}} = \frac{3,000 \ \mu\mathrm{g \cdot h^2/L}}{300 \ \mu\mathrm{g \cdot h/L}} = 10 \ \mathrm{h}$$

急速静脈内投与したときの MRT_iv は，この薬物が線形 1-コンパートメントモデルに従う場合，線形 1-コンパートメントモデルで得られる薬物動態パラメータと以下の関係が成立する．

$$MRT_\mathrm{iv} = \frac{1}{k_\mathrm{el}}$$

したがって，MRT_iv から消失速度定数 k_el を算出することができる．

$$k_\mathrm{el} = \frac{1}{MRT_\mathrm{iv}} = \frac{1}{10 \ \mathrm{h}} = 0.1 \ \mathrm{h^{-1}}$$

生物学的半減期ごとに繰り返し急速静脈内投与を行うことから，投与間隔 τ は生物学的半減期となる．

$$\tau \ （投与間隔） = t_{1/2} = \frac{0.693}{k_\mathrm{el}} = \frac{0.693}{0.1} = 6.93 \ \mathrm{h}$$

繰り返し急速静脈内投与した際の定常状態における平均血中濃度 $C_\mathrm{ss, ave}$ は，以下の式で表される．

$$C_\mathrm{ss, ave} = \frac{D_\mathrm{iv}}{CL_\mathrm{tot} \cdot \tau}$$

また，$CL_\mathrm{tot} = \dfrac{D_\mathrm{iv}}{AUC_\mathrm{iv}}$ より，

$$C_\mathrm{ss, ave} = \frac{D_\mathrm{iv}}{CL_\mathrm{tot} \cdot \tau} = \frac{AUC_\mathrm{iv}}{\tau}$$

したがって，定常状態における平均血中濃度 $C_\mathrm{ss, ave}$ は以下のように求められる．

第 5 章　薬物速度論

$$C_{\text{ss, ave}} = \frac{AUC_{\text{iv}}}{\tau} = \frac{300\ \mu\text{g·h/mL}}{6.93\ \text{h}} \cong 43.3\ \mu\text{g/mL}$$

5-7-2　デコンボリューション

> **問 5-38**　薬物 2.5 mg を急速静脈内投与した際，その血中濃度–時間曲線下面積（AUC）は 200 μg・h/L，area under the first moment curve（$AUMC$）は 1,200 μg·h^2/L であった．この薬物を急速静脈内投与した際と同じ投与量で経口投与した場合の平均滞留時間（MRT）は 8.0 h であった．この薬物の平均吸収時間（MAT）を求めなさい．
> ただし，この薬物は消化管から完全に吸収されるものとする．
>
> （94 回　問 161 改変）

正 解　2 時間

解 説　平均滞留時間 MRT は，薬物が平均的にどのくらい血中に存在すると期待できるかを表しているパラメータであり，血中濃度–時間曲線下面積（AUC）と area under the first moment curve（$AUMC$）を使用して，（式 8 ）で求められる．

$$MRT = \frac{S_1}{S_2} = \frac{\displaystyle\int_0^\infty t \cdot C\,\mathrm{d}t}{\displaystyle\int_0^\infty C\,\mathrm{d}t} = \frac{AUMC}{AUC}\quad （式 8 ）$$

　急速静脈内投与したときの MRT_{iv} は，急速静脈内投与時の AUC_{iv} と $AUMC_{\text{iv}}$ から求められる．

$$MRT_{\text{iv}} = \frac{AUMC_{\text{iv}}}{AUC_{\text{iv}}} = \frac{1{,}200\ \mu\text{g·h}^2/\text{L}}{200\ \mu\text{g·h/L}} = 6\ \text{h}$$

　モーメント解析によるたたみ込み（デコンボリューション）を行うことにより，薬物の体内動態過程のある過程のみを解析することができる．薬物の体内動態は，各過程のモーメントの和でできているので，それぞれの過程における MRT を差し引くことによって個々の平均時間を求めることができる．すなわち，平均吸収時間 MAT は，吸収時間について MRT と同様に平均値（期待値）を求めたものであるが，経口投与後の MRT_{po} と急速静脈内投与後の MRT_{iv} の差が平均吸収時間（MAT）となる．

$$MAT = MRT_{\text{po}} - MRT_{\text{iv}}$$

$$MAT = 8\ \text{h} - 6\ \text{h} = 2\ \text{h}$$

　なお，薬物の体内動態が線形 1-コンパートメントモデルで表されるとき，コンパートメントモデルで得られるパラメータとモデル非依存パラメータ（モーメントパラメータ）には，以下の関係が成立する．

第 5 章　薬物速度論

〈急速静脈内投与の場合〉

$$AUC_{iv} = \frac{X_0}{k_{el} \cdot V_d} = \frac{X_0}{CL_{tot}}$$

$$MRT_{iv} = \frac{AUMC_{iv}}{AUC_{iv}} = \frac{1}{k_{el}} = \frac{t_{1/2}}{0.693}$$

〈経口投与の場合〉

$$AUC_{po} = \frac{F \cdot D}{k_{el} \cdot V_d} = \frac{F \cdot D}{CL_{tot}}$$

$$MRT_{po} = \frac{AUMC_{po}}{AUC_{po}} = \frac{1}{k_a} + \frac{1}{k_{el}}$$

$$MAT = MRT_{po} - MRT_{iv} = \left(\frac{1}{k_a} + \frac{1}{k_{el}} \right) - \frac{1}{k_{el}} = \frac{1}{k_a}$$

問5-39　薬物 A 100 mg を溶液として，同一患者にそれぞれ急速静脈内投与および経口投与した後の血中濃度の測定を行い，得られたデータをもとにモーメント解析を行った．解析には式①および式②を利用して，結果は以下の表にまとめた．薬物 A の吸収速度定数 k_a を求めなさい．ただし，必要であれば，$\ln 2 = 0.693$ を利用してよい．

$$\int_0^\infty C \, \mathrm{d}t = AUC \quad \cdots 式①$$

$$\int_0^\infty t \cdot C \, \mathrm{d}t = AUMC \quad \cdots 式②$$

	急速静脈内投与	経口投与
AUC (μg·h/L)	350	280
$AUMC$ (μg·h²/L)	2,450	2,520

正解　$0.5 \ \mathrm{h}^{-1}$

解説　平均滞留時間 MRT は，血中濃度-時間曲線下面積（AUC）と area under the first moment curve（$AUMC$）を使用して，（式 8）で求められる．

$$MRT = \frac{S_1}{S_2} = \frac{\displaystyle\int_0^\infty t \cdot C \, \mathrm{d}t}{\displaystyle\int_0^\infty C \, \mathrm{d}t} = \frac{AUMC}{AUC} \quad （式 8）$$

急速静脈内投与したときの MRT_{iv} および経口投与した時の MRT_{po} は，以下のようにして求められる．

$$MRT_{iv} = \frac{AUMC_{iv}}{AUC_{iv}} = \frac{2,450 \ \mu\mathrm{g} \cdot \mathrm{h}^2/\mathrm{L}}{350 \ \mu\mathrm{g} \cdot \mathrm{h}/\mathrm{L}} = 7 \ \mathrm{h}$$

$$MRT_{po} = \frac{AUMC_{po}}{AUC_{po}} = \frac{2,520 \ \mu\mathrm{g} \cdot \mathrm{h}^2/\mathrm{L}}{280 \ \mu\mathrm{g} \cdot \mathrm{h}/\mathrm{L}} = 9 \ \mathrm{h}$$

平均吸収時間 MAT は，経口投与後の MRT_{po} と静脈内投与後の MRT_{iv} の差が平均吸

収時間 MAT（式9）となる.

$$MAT = MRT_{po} - MRT_{iv} \quad （式9）$$

$$MAT = MRT_{po} - MRT_{iv} = 9\,\text{h} - 7\,\text{h} = 2\,\text{h}$$

平均吸収時間 MAT は，コンパートメントモデルで得られるパラメータと以下の関係が成立する.

$$MAT = MRT_{po} - MRT_{iv} = \left(\frac{1}{k_a} + \frac{1}{k_{el}}\right) - \frac{1}{k_{el}} = \frac{1}{k_a}$$

したがって，吸収速度定数 k_a は，以下のように求められる.

$$k_a = \frac{1}{MAT} = \frac{1}{2\,\text{h}} = 0.5\,\text{h}^{-1}$$

5-8 組織（肝，腎）クリアランス

問 5-40 ある薬物を静脈内投与した後，ある時間における肝臓の流入側（肝動脈中および門脈中）の薬物濃度が $10\,\mu\text{g/mL}$，出口側（静脈中）の薬物濃度が $6.0\,\mu\text{g/mL}$ であった. この薬物は肝における代謝のみで消失する. この薬物の肝クリアランス（mL/min）を求めよ. なお，肝血流速度は $1.5\,\text{L/min}$ とする.

正 解 600 mL/min

解 説

$$E_h = \frac{C_{in} - C_{out}}{C_{in}} = \frac{10\,\mu\text{g/mL} - 6.0\,\mu\text{g/mL}}{10\,\mu\text{g/mL}} = 0.40$$

$$CL_h = Q \cdot E_h = 1.5\,\text{L/min} \times 0.40 = 0.60 = 0.6\,\text{L/min} = 600\,\text{mL/min}$$

問 5-41 薬物 A は，肝臓における代謝および尿中への排泄の両過程により体内から消失する. この薬物の全身クリアランスは $1.0\,\text{L/min}$ であり，静脈内投与後の尿中未変化体排泄率は投与量の 10% である. この薬物を経口投与した際，肝初回通過効果により消失する割合（%）を求めよ. ただし，経口投与後の薬物は消化管粘膜を 100% 透過し，消化管粘膜における代謝はなく，肝血流速度は $1.2\,\text{L/min}$ とする.

正 解 75%

解 説

$$CL_r = CL_{tot} \times f_e = 1.0\,\text{L/min} \times 0.1 = 0.10\,\text{L/min}$$

$$E_h = \frac{CL_h}{Q_h} = \frac{CL_{tot} - CL_r}{Q_h} = \frac{1\,\text{L/min} - 0.10\,\text{L/min}}{1.2\,\text{L/min}} = \frac{0.90}{1.2} = 0.75 = 75\%$$

第 5 章　薬物速度論

> **問 5-42**　薬物 A と薬物 B を静脈内投与したとき，表に示すパラメータがそれぞれ得られた．これらの薬物の全身クリアランスに関する記述として，最も適切なものを選べ．ただし，この薬物は肝代謝と腎排泄によって体内から消失し，肝血流量は 100 L/h とする．
>
> | | 薬物 A | 薬物 B |
> |---|---|---|
> | 全身クリアランス | 100 L/h | 1.5 L/h |
> | 分布容積 | 500 L | 60 L |
> | 尿中未変化体排泄率 | 10% | 5% |
> | 血漿タンパク結合率 | 95% | 10% |
>
> 1　肝血流量の変動の影響を顕著に受ける．
> 2　肝代謝酵素阻害の影響を顕著に受ける．
> 3　薬物が結合する血漿タンパク質量の変動の影響を顕著に受ける．
> 4　腎機能の変動の影響を顕著に受ける．
>
> （100 回　問 170，95 回　問 162 改変）

正解　薬物 A：1，薬物 B：2

解説　薬物 A

　　表より，尿中未変化体排泄率（A_e）が 10% であることから，腎排泄ではなく肝代謝によって主に消失する薬物である．

　　式で表すと，$CL_{tot}=CL_r+CL_h = 0.1×CL_{tot}+CL_h$，$CL_{tot}=\dfrac{1}{0.9}×CL_h$ となり，

全身クリアランスは肝クリアランスに比例して増減する．

　　また，肝抽出率は下式のとおり，$E_h \geqq 0.7$ と大きいことから，肝血流量依存性薬物（$CL_h \fallingdotseq Q_h$）であると判断できる．よって，正解は選択肢 1 の「肝血流量の変動の影響を顕著に受ける」である．

$$E_h=\frac{CL_h}{Q_h}=\frac{CL_{tot}×(1-A_e)}{Q_h}=\frac{100\ \text{L/h}×(1-0.10)}{100\ \text{L/h}} = 0.9 = 90\%$$

　　肝代謝酵素の阻害や誘導によって肝固有クリアランスは低下したり増加したりするが，薬物 A は肝血流量依存性薬物（$CL_h \fallingdotseq Q_h$）のため，肝クリアランスは変動しにくい．同様に，薬物が結合する血漿タンパク質量の変動により，血漿タンパク非結合率（$f_{u, p}$）は変動するが，この薬物は肝血流量依存性薬物（$CL_h \fallingdotseq Q_h$）のため，CL_h は変動しにくい．

薬物 B

　　尿中未変化体排泄率が 5% であることから，全身クリアランスに及ぼす腎排泄の影響は少ない，肝代謝型の薬物である．血漿タンパク結合率は 10% と低く，全身クリアランスは血漿タンパク結合の影響をあまり強く受けない．よって，血漿アルブミン値の変化による影響を特に注意する必要はない．下式のとおり，E_h が小さいので肝固有クリアランス CL_{int} も小さい．よって，薬物 B は $f_{u, p}×CL_{int}$ に影響を受ける薬物である．選

第 5 章　薬物速度論　　　**99**

択肢 2 が正解.

$$CL_h = CL_{tot} \times (1 - A_e) = 30 \times (1 - 0.95) = 28.5 \text{ mL/min}$$

$$CL_h = Q \cdot E_h \text{ より, } E_h = CL_h/Q = 28.5 \text{ mL/min} / 1500 \text{ mL} = 0.019$$

問 5-43　メトプロロールは，肝臓における代謝および尿中への排泄の両過程により体内から消失する. 全身クリアランスは 1.0 L/min であり，静脈内投与後の尿中未変化体排泄率は投与量の 10% である. メトプロロールを経口投与した際，肝初回通過効果により消失する割合（%）を求めよ. ただし，経口投与したメトプロロールは消化管粘膜を 100% 透過し，消化管粘膜における代謝はなく，肝血流量は 1.5L/min とする.

（93 回　問 161 改変）

正解　60%

解説　静脈内投与後の尿中未変化体排泄率（腎臓で排泄を受けた割合）は 10% なので，肝代謝による消失は 90% である.

したがって，肝クリアランスは $CL_h = CL_{tot} \times 0.9 = 0.9$ L/min

肝初回通過で消失する割合は，$E_h = CL_h / Q_h = 0.9$ L/min / 1.5 L/min $= 0.6 = 60\%$

と求められる.

問 5-44　CYP3A4 で代謝される薬物 A，B の薬物動態パラメータは下表のとおりである. グレープフルーツジュースにより，経口投与後の血中濃度が上昇しやすい薬物はどれか. ただし，肝血流量は 1500 mL/min とし，両薬物とも消化管粘膜透過性は良好で，未変化体のみが尿中に排泄されるものとする.

	薬物 A	薬物 B
バイオアベイラビリティ（F）	40 %	40 %
全身クリアランス（CL_{tot}）	900 mL/min	450 mL/min
静脈内投与後の尿中未変化体排泄率（A_e）	1 %	30 %

正解　薬物 B

解説　グレープフルーツジュースは小腸の CYP3A4 を阻害することが知られている. そのため，経口投与後の血中濃度が上昇しやすい薬物は，小腸における CYP3A4 の代謝が大きく関与している薬物である. そこで，薬物 A および B の肝クリアランス（CL_h），肝アベイラビリティ（F_h）および小腸アベイラビリティ（F_h）を求める.

薬物 A を例に計算すると，

$$CL_r = CL_{tot} \times 尿中未変化体排泄率（A_e）（式 1）より，腎クリアランスは$$

$$CL_r = 900 \text{ mL/min} \times 0.01 = \underline{9 \text{ mL/min}} \text{ となる.}$$

次に，全身クリアランスと組織（肝・腎）クリアランスとの関係式

$$CL_{tot} = CL_h + CL_r （式 2）を使って，肝クリアランスを求めると，$$

$$CL_h = CL_{tot} - CL_r = 900 \text{ mL/min} - 9 \text{ mL/min} = 891 \text{ mL/min} \text{ となる.}$$

肝血流量と肝クリアランスから肝バイオアベイラビリティを求める式に代入すると，

$$F_h = 1 - E_h（肝抽出率）= 1 - \frac{CL_h}{Q_h} \quad （式3）$$

$$= 1 - \frac{891 \text{ mL/min}}{1500 \text{ mL/min}} = \underline{0.406}$$

さらに，バイオアベイラビリティ（F）の式 $F = F_a \cdot F_g \cdot F_h$ （式4）を変形して，

$$F_g = \frac{F}{F_a \cdot F_h} \quad とする．$$

問題文から吸収率は100%であることから，F_a は1である．

よって，$F_g = \dfrac{F}{F_a \cdot F_h} = \dfrac{0.4}{1 \times 0.406} = \underline{0.985}$

同様な計算を薬物Bで行うと，

$$F_g = \frac{F}{F_a \cdot F_h} = \frac{0.4}{1 \times 0.790} = \underline{0.506} \quad となる．$$

薬物Aと薬物Bの CL_h と F_h を次に示す．F_h と F_g を比べると，薬物Aは肝臓でCYP3A4により初回通過効果を受ける薬物であり，薬物Bは小腸のCYP3A4で初回通過効果を受ける薬物であることがわかる．よって，グレープフルーツジュースにより，経口投与後の血中濃度が上昇しやすい薬物は，小腸バイオアベイラビリティ（F_g）の小さい薬物Bとなる．

	薬物A	薬物B
CL_h	9 mL/min	135 mL/min
F_h	0.406	0.790
F_g	0.985	0.506

問 5-45 肝代謝のみで消失する薬物を経口投与する場合において，以下の変化が生じたとする．血中濃度-時間曲線下面積（AUC）が2倍に上昇するのはどれか．2つ選べ．ただし，この薬物の消化管からの吸収率は100%とし，肝臓での挙動は well-stirred model に従うものする．

1　肝血流速度が1/2に低下した場合
2　タンパク結合の置換により血中非結合形分率が2倍に上昇した場合
3　結合タンパク質の増加により血中非結合形分率が1/2に低下した場合
4　肝代謝酵素の誘導により肝固有クリアランスが2倍に増加した場合
5　肝代謝酵素の阻害により肝固有クリアランスが1/2に低下した場合

（第97回　問173）

正 解 3，5

解 説 well-stirred model に従うため，CL_h と CL_{int} の関係は次の式で表される．

$$CL_h = \frac{Q_h \cdot f_{u,p} \cdot CL_{int}}{Q_h + f_{u,p} \cdot CL_{int}} \quad （式1）$$

消化管からの吸収率は 100％であり，肝代謝のみで消失される薬物であることから，経口投与後の AUC_{po} は次の式で表される.

$$AUC_{po} = \frac{F_h \cdot D_{po}}{CL_{tot}} = \frac{F_h \cdot D_{po}}{CL_h} \quad （式 2）$$

ここで，F_h は（式 3）で表される.

$$F_h = 1 - \frac{CL_h}{Q_h} = 1 - \frac{f_{u,p} \cdot CL_{int}}{Q_h + f_{u,p} \cdot CL_{int}} = \frac{Q_h}{Q_h + f_{u,p} \cdot CL_{int}} \quad （式 3）$$

（式 1）と（式 3）を（式 2）へ代入すると，

$$AUC_{po} = \frac{F_h \cdot D_{po}}{CL_{tot}} = \frac{Q_h}{Q_h + f_{u,p} \cdot CL_{int}} \times \frac{D_{po}}{CL_h} = \frac{D_{po}}{f_{u,p} \cdot CL_{int}} \quad （式 4）$$

となる.

AUC_{po} は（式 4）で表され，3 つのパラメータ（投与量，血中非結合形分率，肝固有クリアランス）により影響を受ける．よって，

1 誤 肝血流速度（Q_h）の影響を受けない.

2 誤 $f_{u,p}$ が 2 倍に上昇した場合，AUC_{po} は 1/2 に低下する.

3 正

4 誤 CL_{int} が 2 倍に上昇した場合，AUC_{po} は 1/2 に低下する.

5 正

問 5-46 肝臓での代謝のみによって体内から消失する薬物を 100 mg 静脈内投与したところ血中濃度-時間曲線下面積は 5 mg·h/L であった．この患者が薬物 A の肝代謝酵素に対し阻害作用をもつ薬物 B を併用すると，薬物 A の肝固有クリアランスが 1/4 に低下した．薬物 B 併用時の薬物 A の肝固有クリアランス（L/h）と全身クリアランス（L/h）を求めよ．ただし，この患者の肝血流量は 1.5 L/min，薬物 A の血漿タンパク結合率は 80％で薬物 B の併用による変化はない.

正 解 肝固有クリアランス：32.15 L/h，全身クリアランス：5.97 L/h

解 説 $CL_h ≒ CL_{tot} = D_{iv}/AUC_{iv} = 100/5 = 20$ L/h

$CL_h = 1.5$ L/min $= 90$ L/h であるので，

$CL_h = 20 = 90 \times (1-0.8) \times CL_{int} / (90 + (1-0.8) \times CL_{int})$

$CL_{int} = 128.6$ L/h

$CL_{int}' = CL_{int} / 4 = \underline{32.15 \text{ L/h}}$

$CL_{tot} = CL_h = 90 \times 0.2 \times 32 / (90 + 0.2 \times 32) = \underline{5.97 \text{ L/h}}$

問 5-47 薬物の血漿中濃度に対する尿中排泄速度（dX_u/dt）および腎クリアランス（CL_r）の関係を以下のグラフにした．薬物がイヌリンおよび p-アミノ馬尿酸のときの関係が正しく示されているグラフはどれか．それぞれ答えよ．

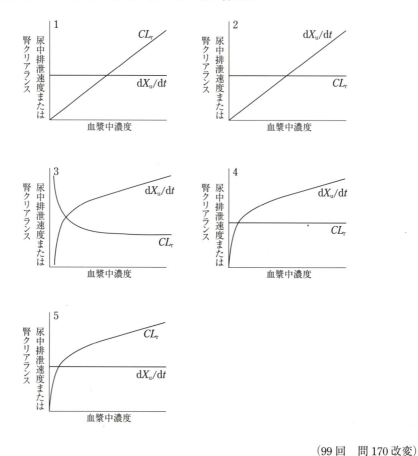

（99回 問170改変）

正解 イヌリンの場合：2，p-アミノ馬尿酸の場合：3

解説 イヌリンは糸球体ろ過のみで排泄される（尿細管分泌・再吸収をほぼ受けない）ため，血漿中濃度が増加しても飽和は起こらず，体内動態は線形性を示す．

線形1-コンパートメントモデルでは，下式が成立する．

$$\frac{dX_u}{dt} = k_u \cdot X_u = k_u \cdot V_d \cdot C \quad （式1）$$

$$CL_r = k_u \cdot V_d \quad （式2）$$

上式より，尿中排泄速度（dX_u/dt）は血漿中濃度 C に比例し，腎クリアランス（CL_r）は一定となる．したがって，選択肢2のグラフが正しい．

p-アミノ馬尿酸は糸球体ろ過と尿細管分泌により排泄され，尿細管再吸収はほぼ受けない．パラアミノ馬尿酸の尿細管分泌過程には，トランスポータが関与し，血漿中濃度の増加とともに分泌量が頭打ちとなる．すなわち，尿細管分泌の飽和がみられる．そ

のため血漿中濃度の増加につれて，k_u は減少し，dX_u/dt のグラフの傾きも小さくなる．また，CL_r も減少する．したがって，3 のグラフが正しい．

問 5-48　ある患者は，薬物 A に対して腎排泄の割合が 24％，胆汁中排泄の割合が 76％であり，薬物 B に対して腎排泄の割合が 90％，胆汁中排泄の割合が 10％であった．この患者の腎機能が低下して，クレアチニンクリアランスが 120 mL/min から 20 mL/min に低下したとき，薬物 A と薬物 B の消失半減期は，腎機能低下前と比較して，それぞれ何倍になるか求めよ．ただし，薬物 A および薬物 B はそれぞれ静脈内に投与し，血中からの消失は線形 1-コンパートメントモデルに従い，分布容積は腎機能の低下に影響されないものとする．

	薬物 A	薬物 B
腎排泄の割合（％）	24	90
胆汁中排泄の割合（％）	76	10

（92 回　問 156 改変）

正　解　薬物 A：1.25 倍，薬物 B：4 倍

解　説　腎機能の低下に影響されず薬物の分布容積は一定なので，$CL_{tot}＝V_d \times k_e$ の公式より，CL_{tot} の変化率と k_e の変化率は一致する．

　　クレアチニンクリアランスが 120 mL/min から 20 mL/min に低下すれば，この患者の腎排泄能力は 20/120，つまり 1/6 に減少する．

　　薬物 A の CL_{tot} の変化率を考えると，$0.24 \times 1/6 + 0.76＝0.8$ なので，腎機能低下前の 0.8 倍に減少する．同様に，腎から 90％，肝から 10％排泄される薬物 B の CL_{tot} は，$0.90 \times 1/6 + 0.1＝0.25$ より 0.25 倍に減少する．

　　$t_{1/2}＝0.693/k_e$ で $t_{1/2}$ と k_e は反比例の関係であるので，それぞれの CL_{tot} の変化の逆数をとると，薬物 A の $t_{1/2}$ は 1/0.8＝<u>1.25 倍</u>，薬物 B の $t_{1/2}$ は 1/0.25＝<u>4 倍</u>となる．

問 5-49　ある患者について，次の臨床検査値および薬物投与時の定常状態におけるデータが得られている．この薬物の尿細管における毎分の分泌量（μg/min）を求めよ．ただし，この薬物は血漿タンパク質には結合しないものとする．

　糸球体ろ過速度：$GFR＝20$ mL/min
　血漿中薬物濃度：$P＝10$ μg/mL
　尿中薬物濃度：$U＝200$ μg/mL
　毎分の尿量：$V＝2.0$ mL/min
　尿細管での薬物の再吸収率：$R＝20$％

（93 回　問 156）

正　解　300 μg/min

解　説　腎クリアランスは下式で表される．

$$CL_r＝(GFR \times f_{u,p}＋ 分泌クリアランス) \times (1－R) \quad （式 1）$$

この式を分泌量で表すと，

$$U \times V = (GFR \times f_{u,p} \times P + 分泌量) \times (1-R) \quad (式2)$$

U：尿中薬物濃度　　　V：1分間の尿量　　　P：血漿中薬物濃度

薬物は血漿タンパクと結合しないことから，（式2）より

$$200 \ \mu g/mL \times 2 \ mL/min = (20 \ mL/min \times 1 \times 10 \ \mu g/mL + 分泌量) \times (1-0.2)$$

$$分泌量 = 300 \ \mu g/min$$

問 5-50　抗腫瘍薬メトトレキサートを静脈内投与後の男性患者の薬物体内動態パラメータについて以下のデータが得られている．この患者にプロベネシドを併用投与したところ，血中からのメトトレキサートの消失が遅延した．メトトレキサートの尿細管分泌クリアランスはプロベネシドの併用で40％低下することが知られている．プロベネシド併用時のメトトレキサートの腎クリアランス値（mL/min）を求めよ．なお，この患者の糸球体ろ過速度（GFR）は 125 mL/min とする．

　血中消失半減期：7 h
　血漿タンパク結合率：50％
　尿細管分泌クリアランス：137 mL/min
　尿細管再吸収率：25％

（91回　問180）

正　解　109 mL/min

解　説　腎 $CL = (GFR \cdot f_{u,p} + 分泌 CL_{sec}) \times (1 - 再吸収率)$ を用いる．

　　　プロベネシドの併用で尿細管分泌 CL_{sec} が 40％低下することから，

$$腎 CL = (125 \ mL/min \times 0.5 + 137 \ mL/min \times 0.6) \times (1-0.25)$$

$$= 108.525 ≒ 109 \ mL/min$$

TDM（Therapeutic Drug Monitoring）と投与設計

6

問6-1 入院中の糖尿病患者の喀痰よりメチシリン耐性黄色ブドウ球菌（MRSA）が検出されたため，バンコマイシン塩酸塩注射液を投与することとなった．この患者にバンコマイシン塩酸塩 1.0 g を点滴静注して血清中濃度を測定したところ，投与終了2時間後に 31.1 μg/mL，10時間後に 1.9 μg/mL であった．バンコマイシンの消失速度定数（h^{-1}）を計算せよ．

正 解 0.35 h^{-1}

解 説 投与終了2時間後から10時間後までの8時間で血中バンコマイシン濃度が 1/16（1/2 の4乗）になるので消失半減期（$t_{1/2}$）は2時間となる．よって消失速度定数 $k_{el}=$

$$\frac{0.693}{t_{1/2}} = \frac{0.693}{2} \fallingdotseq 0.35 \text{ h}^{-1}$$

問6-2 男性（53歳，体重82 kg）．定期健康診断にて脂質異常症を指摘され，スタチン系薬剤による治療を開始することになった．プラバスタチンナトリウム 10 mg 錠の絶対的バイオアベイラビリティ 20%，分布容積 50 L および AUC_{0-24} 82 ng·h/mL を用いて算出するプラバスタチンの消失速度定数（h^{-1}）を求めよ．ただし，本薬を食後1回2錠経口投与したところ，1時間後の血中濃度は最高値 24 ng/mL であった．

正 解 0.97 h^{-1}

解 説 $k_{el}V_d=CL=Dose/AUC=$ 10 mg×2×0.2/ 0.082 mg·h/L=48.7 L/h

$k_{el}=CL/V_d=$ 48.7 L/h/50 L=0.97 h^{-1}

問6-3 男性患者（年齢14歳，体重50 kg）の気管支喘息治療のため小児気管支喘息治療・管理ガイドラインを参考に投与設計を行う．アミノフィリン水和物（テオフィリンとして80%含有）は，1管 10 mL 中 250 mg 注射剤を処方に用いる．目標平均血漿中テオフィリン濃度を推奨される 10 μg/mL とした場合，本薬を生理食塩液に溶解して点滴するのに適切な1日処方量を記せ．ただし単回点滴静注時間は30分間とし，テオフィリンの消失半減期は 10 h（標準偏差 2 h），分布容積は 0.50 L/kg（標準偏差 0.05 L/kg）とする．

第6章　TDM（Therapeutic Drug Monitoring）と投与設計

正解　1日当たり2管（500 mg）である.

解説　定常状態における平均血中濃度は，以下の式で与えられる.

$$C_{ss,\,ave} = \frac{\int_0^\tau C_{ss}\,dt}{\tau} = \frac{F\,D/\tau}{k_{el}\,V_d} = \frac{F\,D/\tau}{CL}$$

ss は定常状態を意味する英語 steady-state に由来する. 問題に示された数値の単位を揃え，アミノフィリン水和物をテオフィリン換算するための 0.80 とともに式に代入すると，

$$10\ \text{mg/L} = \frac{0.80\,D\ (\text{mg})/24\ \text{h}}{\dfrac{0.693}{10\ \text{h}} \times 0.50\ \dfrac{\text{L}}{\text{kg}} \times 50\ \text{kg}}$$

$D = 520\ \text{mg}$ より1日（24時間）当たり1管250 mg注を2管処方する.

問 6-4　喘息患者にアミノフィリン水和物を点滴静注し定常状態の血中テオフィリン濃度を測定した. 患者の肝機能が亢進し，テオフィリンの肝クリアランスが2.5倍に上昇したとき，テオフィリンの定常状態血中濃度を同じ値に維持するにはアミノフィリン水和物の点滴静注速度を何倍にすればよいか. テオフィリンは肝代謝および腎排泄により消失し，ヒトにおける静注後の尿中未変化体排泄率は10%である. この患者の腎機能には変化がないものとする.

正解　点滴静注速度を 2.4 倍とする.

解説　全身クリアランス CL の90%を占める肝クリアランスが2.5倍になり，10%を占める腎クリアランスには変化がないので，$CL = 0.9 \times 2.5 + 0.1 = 2.35$ 倍となる. したがって同じ定常状態血中濃度（C_{ss}＝ 投与速度/CL）を維持するためには，投与速度を 2.4（2.35）倍すればよい.

問 6-5　46歳，女性の再発性乳がん患者にモルヒネ硫酸塩徐放錠が処方されている. この患者は1日120 mgで疼痛がコントロールされていたが，嚥下困難となりモルヒネ塩酸塩坐剤に変更することとなった. モルヒネ塩酸塩坐剤を1日2回投与する時，1回量はいくらにすればよいか. 計算せよ. 患者は乳がん以外の疾患はなく肝機能および腎機能も正常である. モルヒネ硫酸塩とモルヒネ塩酸塩のモルヒネ含有率はほぼ等しく鎮痛効果も同様とし，両製剤の薬物動態パラメータは以下のとおりとする.

	T_{max} (h)	C_{max} (ng/mL)	AUC (ng·h/mL)
モルヒネ硫酸塩徐放錠 30 mg	3	33	200
モルヒネ塩酸塩坐剤 10 mg	1.5	25	100

正解　40 mg

解説　モルヒネ硫酸塩徐放錠10 mg当たりの AUC は200/3なので，坐剤のバイオアベイラビリティが1.5倍（100/(200/3)）大きい. よって，1日当たり，120/1.5 ＝ 80 mgの坐剤が徐放錠120 mgと同等となる. よって，1回量は80 mgの半量の40 mgとなる.

第6章　TDM（Therapeutic Drug Monitoring）と投与設計　　**107**

問 6-6　5歳6か月男児（身長100 cm，体重20 kg）がてんかんの治療のためにバルプロ酸ナトリウムを投与されることになった．この患児において，定常状態におけるバルプロ酸の平均血清中濃度が 50 μg/mL となるように初期投与量を設定したい．バルプロ酸ナトリウムの1日経口投与量（mg）として，適切な値を求めよ．ただし，バルプロ酸ナトリウム投与により求めた小児における経口クリアランスの代表値は男児で 12.5 mL/h/kg とする．

正　解　300 mg

解　説　血中平均濃度 50 μg/mL $= \dfrac{D/\tau}{CL} = \dfrac{Dose\,(\mathrm{mg})/24\,\mathrm{h}}{12.5\,\mathrm{mL/h/kg} \times 20\,\mathrm{kg}}$ より，$Dose = 300$ mg

---

問 6-7　73歳男性患者（体重60 kg）がうっ血性心不全と気管支炎併発のため入院した．症状が落ち着いたところで，ジゴキシン内服を計画した．なお，病態時のジゴキシンの全身クリアランス（CL_tot）は以下の式で表され，本患者のクレアチニンクリアランス（CL_cr）は 20 mL/min であった．

$$CL_\mathrm{tot} = 0.33\,(\mathrm{mL \cdot min^{-1} \cdot kg^{-1}}) \times 体重(\mathrm{kg}) + 0.9 \times CL_\mathrm{cr}\,(\mathrm{mL \cdot min^{-1}})$$

本患者の定常状態におけるジゴキシンの平均血中濃度を 1.0 ng/mL に保つためのジゴキシンの維持投与量（mg/day）を計算せよ．ただし，ジゴキシンは錠剤として投与し，生物学的利用率は 70％とする．

正　解　0.078 mg/day

解　説　ジゴキシンの全身クリアランス（CL_tot）は

$$CL_\mathrm{tot} = (0.33\,\mathrm{mL/min \cdot kg} \times 体重) + (0.9 \times CL_\mathrm{cr}\,\mathrm{mL/min})$$
$$= (0.33\,\mathrm{mL/min \cdot kg} \times 60\,\mathrm{kg}) + (0.9 \times 20\,\mathrm{mL/min})$$
$$= 37.8\,\mathrm{mL/min}$$

$$\frac{D_\mathrm{po}}{\tau} = \frac{CL_\mathrm{tot} \times C_\mathrm{ss,ave}}{BA} = \frac{37.8\,\mathrm{mL/min} \times 1\,\mathrm{ng/mL}}{0.7}$$

$$\fallingdotseq 54\,\mathrm{ng/min} \fallingdotseq 77760\,\mathrm{ng/day} \fallingdotseq 0.078\,\mathrm{mg/day}$$

ただし，$C_\mathrm{ss,ave}$：定常状態の平均血漿中薬物濃度，CL_tot：全身クリアランス，τ：投与間隔，D_po：経口投与量，BA：バイオアベイラビリティとする．

問 6-8　男児（9歳，体重35 kg）が昨夜より微熱と咳の症状を訴え，以下の処方による治療が開始された．

【処方】テオフィリンドライシロップ20％　1回1.0 g　（1日2.0 g）

　　　　1日2回　朝・夕食後　　　　3日分

　　　　クラリスロマイシン錠 200 mg　1回1錠　（1日2錠）

　　　　1日2回　朝・夕食後　　　　3日分

テオフィリンの小児用薬物動態パラメータである分布容積 0.4 L/kg，全身クリアランス 0.09 L/kg・h を用いて定常状態血中平均濃度を算出せよ．本剤のバイオアベイラビリティ

108　　第6章　TDM（Therapeutic Drug Monitoring）と投与設計

は1とする.

正　解　5.3 μg/mL

解　説　定常状態血中平均濃度

$$C_{ss} = \frac{0.2 \times 2.0 \,\text{g}/24\,\text{h}}{0.09 \,\text{L/kg·h} \times 35 \,\text{L/h}} = 5.3 \,\mu\text{g/mL}$$

問 6-9　ベラパミル塩酸塩は肝固有クリアランス 85 L/min，血漿タンパク結合率 90%の薬物である．この薬物を点滴静注する循環器疾患の治療計画を立てる．ベラパミル塩酸塩を 5.0 mg を 80 分間かけて点滴静注した場合，定常状態の平均血漿中濃度として適切な値を計算せよ．ただし，健常人の肝血流量は 1.5 L/min であり，ベラパミルの全血中/血漿濃度比は 1 とする．

正　解　49 ng/mL

解　説　ベラパミルの肝クリアランス

$$\frac{Q \times f_{u,p} \times CL_{int}}{Q + f_{u,p} \times CL_{int}} = \frac{1.5 \,\text{L/min} \times 0.1 \times 85 \,\text{L/min}}{1.5 \,\text{L/min} + (0.1 \times 85)\text{L/min}}$$

$$= 1.275 \,\text{L/min}$$

定常状態の平均血漿中濃度 C_{ss} は **肝クリランスを全身クリアランス** と見なして

$$\frac{D/\tau}{CL} = \frac{5 \,\text{mg}/80\,\text{min}}{1.275 \,\text{L/min}} = 49 \,\text{ng/mL}$$

問 6-10　26 歳女性（体重 50 kg），頭部外傷後遺症のてんかん治療が下記処方により開始された．

【処方】フェニトイン散 10%　1 回 100 mg（1 日　300 mg）【原薬量】

　　1日3回　　毎食後　　　7日分

この患者のフェニトイン代謝の最大消失速度 V_{max} は 7 mg/日/kg 体重，K_m 値は 4 μg/mL であった．定常状態にて予想される血中濃度として適切な値を算出せよ．なお，本剤のバイオアベイラビリティは 100%とする．

正　解　24 μg/mL

解　説　フェニトインの投与速度は処方中記載より D/τ：300 mg/day となる．フェニトインの体内からの消失速度は Michaelis-Menten 式 $\dfrac{V_{max} \cdot C}{K_m + C}$ で表されることから定常状態であり，投与速度 ＝ 消失速度，C を定常状態血中濃度として，ミカエリス定数 K_m と最大消失速度 V_{max} の数値を代入すると，

$$300 \,\text{mg/day} = \frac{7 \times 50 \,\text{mg/day} \times C \,\mu\text{g/mL}}{4 \,\mu\text{g/mL} + C \,\mu\text{g/mL}}$$

より，$C = 24$ μg/mL となる．

　なお，この患者のフェニトイン濃度の計算結果は，本薬推奨血中濃度範囲 10〜20

μg/mL を超えているので，処方量の低下を提言すべきである．

付録1
薬物動態学を学ぶための簡単な数学，単位，公式，図の見方

1-1 薬物動態学に必要な基礎数学

1-1-1 log と ln

(1) $2.303 \log = \ln$ である．ln は $\log_e$ のことである．

(2) $\ln e = \log_e e = 1$ である．

(3) $\ln y = \ln y_0 - kx$ の ln を log で表すと，$\log y = \log y_0 - \dfrac{k}{2.303}x$ である．

1-1-2 $10^n = 10 \times 10 \times 10 \times \cdots \rightarrow n$ 個の掛け算

$10^0 = 1$，$10^2 = 100$，$10^{-1} = \dfrac{1}{10} = 0.1$，$10^{-2} = \dfrac{1}{100} = 0.01$

1-1-3 一般に log は $\log_{10}$ のことである．よって $\log 10^n = n \log_{10} 10 = n$ である

(1) $\log \dfrac{1}{10} = -1$，$\log 1 = 0$，$\log 10 = 1$ である．

(2) $\log \dfrac{1}{100} = -2$，$\log 1000 = 3$ である．

(3) $\log a + \log b = \log a \cdot b$，$\log a - \log b = \log \dfrac{a}{b}$

1-1-4　x^n の積分（ただし，$n=-1$ ではない）

x^n の積分は，$\dfrac{1}{n+1}x^{n+1}$，正しく書くと，$\int x^n dx = \dfrac{1}{n+1}x^{n+1}+c$（不定積分）

$x^{-1}=\dfrac{1}{x}$ を積分すると，$\ln x$ である．

以下を x で積分すると，

x^0 は x，x は $\dfrac{1}{2}x^2$，x^2 は $\dfrac{1}{3}x^3$ である．

1-1-5　図を考える．基本的には $y=ax+b$ である

(1) 傾き $=\dfrac{y_1-y_2}{x_1-x_2}$ で求まる．

　　ただし，x_1 のとき y_1，x_2 のとき y_2 である．

　　　傾き a_1 は -2 である．

　　　傾き a_2 は 2 である．

(2) 片対数グラフと log のグラフ

　　図 a の縦軸の 1 の下は，$y=0.1$ μg/mL で，図 b の縦軸の 0 の下は，$\log y=-1$ である．

　　図 a から傾きを求めると，

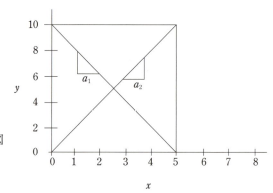

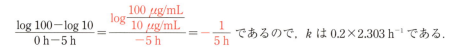

$\dfrac{\log 100 - \log 10}{0\,h - 5\,h} = \dfrac{\log\dfrac{100\,\mu g/mL}{10\,\mu g/mL}}{-5\,h} = -\dfrac{1}{5\,h}$ であるので，k は $0.2\times 2.303\,h^{-1}$ である．

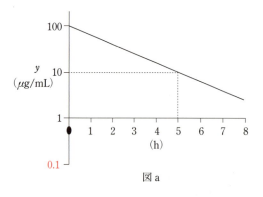

図 a

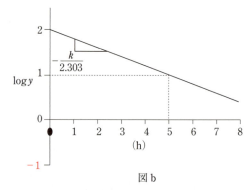

図 b

(3) 例えば，薬物の分解反応（安定性）における一次速度式および線形 1-コンパートメントモデルにおける薬物の体内からの消失速度式では，上図のように片対数グラフや log のグラフは直線となる．

　　上図の縦軸を普通軸プロットすると，次図となる．

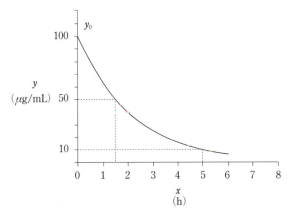

$x = t$ (h)
$t = 0$ のときの y を y_0 とおくと,
$y = y_0 e^{-at}$ である.

$$t_{1/2} = \frac{0.7}{k} = \frac{0.7}{0.2 \times 2.303} \fallingdotseq 1.52 \text{ h}$$

1-2 濃度, 量, 単位

1-2-1 重さの単位を考えると

10^{-3} kg＝1 g＝10^3 mg＝10^6 μg＝10^9 ng＝10^{12} pg である.

1-2-2 濃 度

薬物 10 mg を 10 mL と 100 mL のメスフラスコに入れ, 水を入れて溶かすと, 薬物濃度は, それぞれ 1 mg/mL と 0.1 mg/mL である. 10 mg/mL の濃度の薬物が, 10 mL と 100 mL のメスフラスコに入っている薬物量はそれぞれ, 100 mg と 1000 mg である. 比重が 1 の薬物 1 g の体積, 容量は, 1 cm³, 1 mL である. 濃度が 1 μg/mL の薬物は, 1 mg/L, 1000 μg/L と表すことができる.

モル濃度：溶液 1 L 中に含まれる溶質のモル数
　　　％：溶液 100 g 中の溶質のグラム数
☆ w/v％：溶液 100 mL 中の溶質のグラム数
　vol％：溶液 100 mL 中の溶質の mL 数
当量濃度：溶液 100 mL 中の溶質の当量数
　このうち, 薬剤学領域の薬物濃度は一般に w/v％である.
1 w/v％は 1 g/100 mL であり, 0.01 g/mL である.

1-2-3 単位合わせ

0.01 μg/mL＝0.01 mg/L＝10 ng/mL

1-3 公式と数学，図の見方

1-3-1 $y = \dfrac{bcx}{a + bx}$

$y = \dfrac{bcx}{a + bx}$ は下図のようになる．

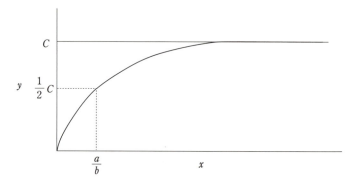

x が大きくなると，$a \ll bx$ となるので，上式は $y = \dfrac{bcx}{bx} = c$ となり，y は c に収束する．また，y が $\dfrac{1}{2}c$ となるとき x は，$\dfrac{a}{b}$ である．

この式を逆数にすると，$\dfrac{1}{y} = \dfrac{a+bx}{bcx} = \dfrac{a}{bc} \cdot \dfrac{1}{x} + \dfrac{1}{c}$ となる．縦軸に $\dfrac{1}{y}$ を，横軸に $\dfrac{1}{x}$ をとると，下図のようになる．

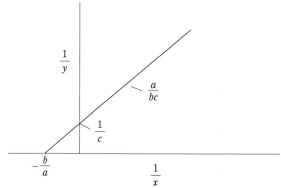

このような式は，例えば①薬物のタンパク結合性を表す時の式（Langmuir 式），②酵素反応速度式やトランスポーターを利用する生体膜の透過速度を表すときの式（別名：Michaelis-Menten 式），③ well-stirred model における組織（臓器）クリアランス（CL_{org}）式がある．

① タンパク結合の式（Langmuir 式）

$$r = \dfrac{n \cdot K \cdot [D_f]}{1 + K \cdot [D_f]} \quad \cdots\cdots ①$$

r：タンパク質1モルに結合している薬物の平均モル数

n：タンパク質1分子当たりの結合部位数

$[D_f]$：タンパク質と結合していない（非結合形）薬物濃度（モル濃度）

K：結合定数（平衡定数）

$$[D_f]+[P_f] \xrightleftharpoons{K} [D-P]$$

$$K=\frac{[D-P]}{[D_f][P_f]}$$

$[D-P]$：タンパク質と結合した薬物濃度（結合形薬物濃度，モル濃度）

$[P_f]$：タンパク質分子中で薬物が結合していない結合部位の濃度

① 式を逆数に変換する．前ページの図は double reciprocal plot という．

$$\frac{1}{r}=\frac{1}{n}+\frac{1}{n \cdot K}\frac{1}{[D_f]}$$

① 式の両辺を $[D_f]$ で割り，K に対する式に変化すると，

$$\frac{r}{[D_f]}=nK-rK \quad \cdots\cdots ②$$

この式は，スキャッチャード式という．

② Michaelis-Menten 式

トランスポーターを利用する生体膜透過速度 $\left(\dfrac{\mathrm{d}Q}{\mathrm{d}t}\right)$

$$\frac{\mathrm{d}Q}{\mathrm{d}t}=\frac{V_{max} \cdot C}{K_m+C} \quad \cdots\cdots ③$$

V_{max}：最大膜透過速度　　K_m：Michaelis 定数

③ 式を逆数に変換する．前ページの図は Lineweaver-Burk plot という．

$$\frac{1}{\dfrac{\mathrm{d}Q}{\mathrm{d}t}}+\frac{1}{V_{max}}+\frac{K_m}{V_{max}} \cdot \frac{1}{C}$$

③ well-stirred model における組織（臓器）クリアランス（CL_{org}）式

Q：組織血流量

$f_{u,p}$：薬物の血漿タンパク非結合率

CL_{int}：薬物のある組織の固有クリアランス

$$CL_{org}=\frac{Q \cdot f_{u,p} \cdot CL_{int}}{Q+f_{u,p} \cdot CL_{int}}$$

この式の取扱いは，主に肝臓である．

したがって，上式は

CL_h：肝クリアランス

Q_h：肝血流量

CL_{int}：薬物の肝固有クリアランス

$$CL_h=\frac{Q_h \cdot f_{u,p} \cdot CL_{int}}{Q_h+f_{u,p} \cdot CL_{int}}$$

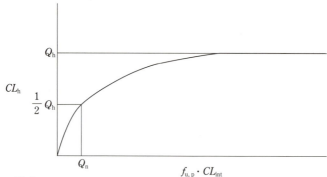

$Q_h \ll f_{u,p} \cdot CL_{int}$ の場合,

$$CL_h = \frac{Q_h \cdot f_{u,p} \cdot CL_{int}}{f_{u,p} \cdot CL_{int}} \fallingdotseq Q_h \qquad [血流律速型]$$

$Q_h \gg f_{u,p} \cdot CL_{int}$ の場合,

$$CL_h = \frac{Q_h \cdot f_{u,p} \cdot CL_{int}}{Q_h} \fallingdotseq f_{u,p} \cdot CL_{int} \qquad [代謝律速型]$$

1-3-2 全身クリアランス（CL_{tot}）

(1) 変動による CL_{tot} の低下

$CL_{tot} = CL_h + CL_r$ → これを縦軸 CL_{tot},横軸 CL_h または CL_r として図を書くと,

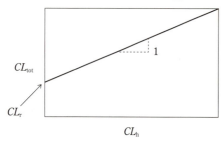
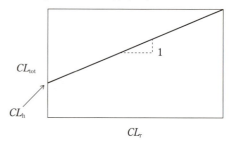

1) $CL_{tot} = aCL_h + bCL_r$ （a, b：変動率 $0 \leq a, b \leq 1$, または, $0 \leq a, b \geq 100\%$）

例えば「CL_{tot} が 100 mL/min の薬物の CL_h と CL_r はそれぞれ 60％,40％である.CL_h が半分に低下したとき,CL_{tot} は 70 mL/min となる.」
といった計算を行うことがある.

2) $CL_{tot} = aCL_h + CL_r$ または $CL_{tot} = aCL_r + CL_h$ （$0 \leq a \leq 1$,または $0 \leq a \leq 100\%$）

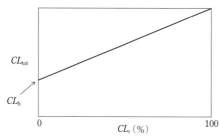
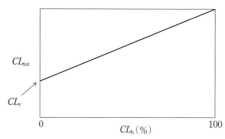

付録 1　薬物動態学を学ぶための簡単な数学，単位，公式，図の見方　　**117**

　例えば，「CL_{tot} が 100 mL/min，CL_h が 20 mL/min のとき，CL_r がもとの 25%まで低下したとき，CL_{tot} は 40 mL/min となる.」
といった計算を行うことがある.

付録 2
重要公式のまとめ

2-1 速度論全般に関連するパラメータ （線形 1-コンパートメントモデルを中心に）

2-1-1

$$t_{1/2} = \frac{\ln 2}{k_{el}} = \frac{0.693}{k_{el}} \text{ or } \frac{0.7}{k_{el}}$$

$t_{1/2}$：半減期. 体内に存在する薬物量または血中薬物濃度が半分になる時間
k_{el}：消失速度定数

(1) $k_{el} = k_m + k_r + \cdots\cdots + k_n$

※国試では，一般に k_m と k_r のみ

k_m：代謝速度定数
k_r：排泄速度定数
k_n：n 部位における消失速度定数

(2) $k_m = k_{el} \cdot \dfrac{X_m}{X_0}$

$k_r = k_{el} \cdot \dfrac{X_u}{X_0}$

X_0：投与量　※X_0 は D とも書く
X_m：$t \to \infty$ における代謝量
X_u：$t \to \infty$ における排泄量（主に尿中）

(3) $V_d = \dfrac{X_0}{C_0} = \dfrac{X_t}{C_t}$

V_d：分布容積
C_0：初濃度
C_t：ある時間 t における血中薬物濃度
X_t：ある時間 t における体内薬物量

$V_d = V_p + \dfrac{f_{u,p}}{f_{u,t}} V_t$

V_p：血漿量
V_t：全組織液量
$f_{u,p}$：薬物の血漿中タンパク非結合率
$f_{u,t}$：薬物の組織中タンパク非結合率

(4) $CL_{tot} = k_{el} \cdot V_d = (k_m + k_r) V_d = CL_h + CL_r$

※例えば，肝代謝のみと問題文がなっていれば，$CL_{tot} = CL_h$

CL_{tot}：全身クリアランス
CL_h：肝クリアランス（CL_h の最大値は 1.5 L/min）
CL_r：腎クリアランス（CL_r の最大値は 600 mL/min）
1.5 L/min は肝血流量
600 mL/min は腎血漿流量
ちなみに，心拍出量は 7 L/min 前後

(5) $F = F_a \cdot F_g \cdot F_h = F_a \cdot F_g \cdot (1-E_h) = \dfrac{AUC_{po}/D_{po}}{AUC_{iv}/D_{iv}}$

F：生物学的利用率
F_a：粘膜側への移行率（吸収率）
F_g：門脈側への移行率
F_h：肝臓を経て全身循環系への移行率
E_h：肝抽出率

消化管から粘膜側への移行率（F_a）を国試では定義上，吸収率と呼んでいる．

(6) 抽出率

$E = \dfrac{CL_{org}}{Q}$

※例えば，肝 $E_h = \dfrac{CL_h}{Q_h}$

腎 $E_r = \dfrac{CL_r}{Q_r}$

E：抽出率
E_r：腎抽出率
CL_{org}：組織クリアランス
Q：血流量，Q_h：肝血流量

2-2 急速静脈内投与（i.v. injection）（線形 1-コンパートメントモデル）時のパラメータ

(1) $\dfrac{dX}{dt} = -k_{el} \cdot X$ X：ある時間における体内薬物量

(2) $\dfrac{dC}{dt} = -k_{el} \cdot C$ C：ある時間における血中薬物濃度

(3) $C = C_0 \cdot e^{-k_{el} t}$

この時，普通目盛のグラフで描かれる図は下図のようになる．

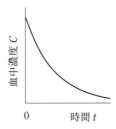

(4) $\log C = \log C_0 - \dfrac{k_{el}}{2.303} t$

傾きは

$\dfrac{\log C_1 - \log C_2}{t_1 - t_2} = \dfrac{\log \dfrac{C_1}{C_2}}{t_1 - t_2} = -\dfrac{k_{el}}{2.303}$ となる．

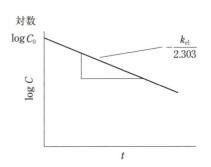

(5) $\ln C = \ln C_0 - k_{el} \cdot t$

傾きは

$$\frac{\ln C_1 - \ln C_2}{t_1 - t_2} = \frac{\ln\frac{C_1}{C_2}}{t_1 - t_2} = -k_{el}$$ となる.

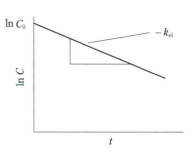

(6) $AUC_{iv} = \dfrac{C_0}{k_{el}} = \dfrac{D}{k_{el} \cdot V_d} = \dfrac{D}{CL_{tot}}$ 注：$C_0 = \dfrac{D}{V_d}$ より

静注の場合，薬物の初濃度 C_0 と k_{el} がわかれば AUC_{iv} が計算できる.

例えば，① ある薬物 20 mg を静注したところ，CL_{tot} は 1 L/hr であった.

AUC_{iv} を求めると，20 mg・hr/L となる.

② ある薬物を静注したところ，C_0 は 20 μg/mL，k_{el} は 0.2 hr^{-1} であった.

AUC_{iv} を求めると，100 μg・hr/mL となる.

2-2-1 変動によるパラメータの変化

(1) CL_{tot} が変化

CL_{tot} の変化は，k_{el} と V_d に分けて考える.

a. k_{el} の変化（k_m または k_r の変化）

・$k_{el} \fallingdotseq k_m$ のとき（① および ②）

ⅰ．k_m に関して（$k_m \downarrow$ のとき）

併用薬物による代謝阻害

高齢による代謝能低下

肝疾患による代謝能低下（ただし，肝硬変は肝血流も低下）

k_m が対照の $\dfrac{1}{2}$ 倍になったときの図は ① のようになる.

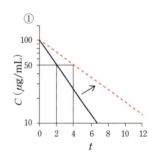

ⅱ．k_m に関して（$k_m \uparrow$ のとき）

併用薬による酵素誘導

k_m が対照の 2 倍になったときの図は ② のようになる.

・$k_{el} \fallingdotseq k_r$ のとき（③）

ⅲ．k_r に関して（$k_r \downarrow$ のとき）

腎疾患による腎機能低下

高齢による腎機能低下

併用薬による排泄低下

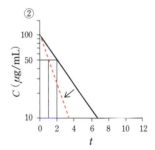

k_r が対照の $\dfrac{1}{2}$ 倍になったときの図は ① のようになる.

b. V_d に関して

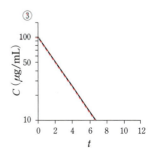

ⅰ. $V_d \downarrow$

高齢者や心筋梗塞，炎症で血中のα_1-酸性糖タンパク質量の増加で薬物の血中タンパク結合率は増加 ⟶ 非結合型 $\downarrow$
⟶ $V_d \downarrow$

V_d が対照の $\frac{1}{2}$ 倍になったときの図は ④ のようになる．

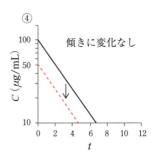

ⅱ. $V_d \uparrow$

高齢者での血中のアルブミン量の減少
腎機能低下による血中のアルブミン量の減少 ⎫ 非結合型 $\uparrow$
併用薬によるタンパク結合置換 ⎭ ↓ $V_d \uparrow$

V_d が対照の2倍になったときの図は ⑤ のようになる．

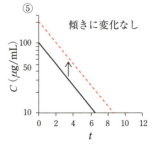

2-3　点滴静注（i.v. infusion）

(1) 速度論解析とパラメータの計算

$$\frac{dx}{dt} = K_0 - k_{el}x \quad K_0：点滴速度（量/時間）$$

定常状態に達するまで

$$C = \frac{K_0}{CL_{tot}}(1-e^{-k_{el}t}) = \frac{K_0}{k_{el}\cdot V_d}(1-e^{-k_{el}t})$$

定常状態後

$$C_{ss} = \frac{K_0}{CL_{tot}} = \frac{K_0}{k_{el}\cdot V_d}$$

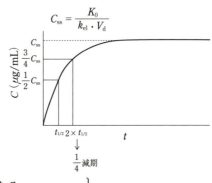

☆ C_{ss} の半分の濃度 $\left(\frac{1}{2}C_{ss}\right)$ に達する時間は（半減期）となる．⎫

☆ さらに半減期過ぎると $\left(\frac{1}{4}減期,\ 2半減期\right)$，血中濃度は $\frac{3}{4}C_{ss}$ となる．⎬ 上図参照 ⎭

さらに半減期過ぎると $\left(\frac{1}{8}減期,\ 3半減期\right)$，血中濃度は $\frac{7}{8}C_{ss}$ となる．

☆ CL_{tot} の変化は C_{ss} を変化させる．このうち，k_{el} の変化は血中プロファイルを変化させる．
　→薬物が異なることを意味する．

　K_0 の変化は C_{ss} を変化させるが，プロファイルは変化させない．

　例えば，K_0 が2倍になると $2C_{ss}$，K_0 が $\frac{1}{2}$ 倍になると $\frac{1}{2}C_{ss}$ となる．

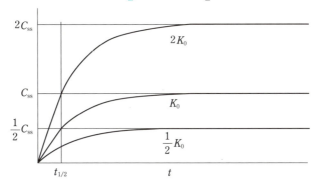

(2) T 時間後に点滴を中止（停止）する．
　　中止（停止）後の血中濃度推移は

$$C = \frac{K_0}{k_{el} \cdot V_d} \cdot (1-e^{-k_{el}t}) \cdot e^{-k_{el}(t-T)}$$

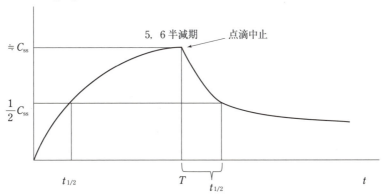

(3) 負荷量
　消失半減期が長く，血漿中濃度が定常状態（C_{ss}）になりにくい薬物は点滴を開始する前に負荷量を与える．

$$負荷量 = C_{ss} \times V_d$$

☆消失半減期が短い場合には，点滴速度を2倍とし，薬物の消失半減期となったときに，元の点滴速度に戻す．

例1：線形1-コンパートメントモデルに従う薬物を点滴静注した．投与速度を 20 mg/hr，全身クリアランス 4 L/hr であるとき，平均血中濃度は 5 μg/mL である．

例2-1：線形1-コンパートメントモデルに従う薬物を点滴静注したとき，平均血中濃度は 0.02 mg/mL であった．全身クリアランスが 3.5 L/hr であるとき，投与速度は 70 mg/hr である．

例2-2：この薬物の分布容積が 10 L であるとき，消失速度定数は 0.35 hr⁻¹ である．

例2-3：血中濃度が定常状態到達後，点滴を中止した．血中濃度が 5 μg/mL になるのは，中止後 4 hr である．

2-4 経口投与 (p.o.)

(1) 速度論解析とパラメータの計算

$$\frac{dc}{dt} = k_a C_a - k_{el} C$$

$$C = \frac{k_a \cdot F \cdot X_0}{(k_a - k_{el}) \cdot V_d}(e^{-k_{el}t} - e^{-k_a t})$$

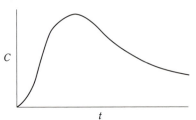

C_a: 吸収コンパートメント中の薬物濃度

吸収が終了すると

$$C = \frac{k_a \cdot F \cdot X_0}{(k_a - k_{el}) \cdot V_d} e^{-k_{el}t}$$

$$AUC_{po} = \frac{F \cdot X_0}{k_{el} \cdot V_d}$$

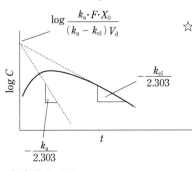

☆ただし，フリップ-フロップが起きていない ($k_a > k_{el}$).

(2) パラメータの変動

k_a と k_{el} の変化は血中濃度プロファイルを変化させる．

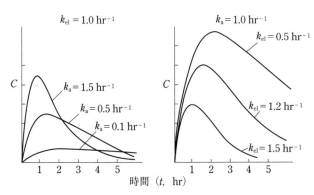

図1 血中濃度と k_a および k_{el} の関係

消失期の半減期から k_{el} が一定かどうか判断するとわかりやすい．

F の変化は C_{max} が変化する (T_{max} は変化しない)．

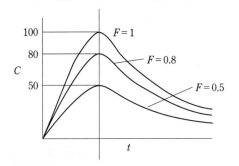

C_{max}: 最高血中濃度
T_{max}: 最高血中濃度到達時間

2-5 繰り返し投与

2-5-1 繰り返し投与（静注）

$$C_{\text{ss, ave}} = \frac{AUC_1}{\tau} = \frac{X_0}{CL_{\text{tot}} \cdot \tau} = \frac{X_0}{k_{\text{el}} \cdot V_\text{d} \cdot \tau} = \frac{C_0}{k_{\text{el}} \cdot \tau}$$

τ：投与間隔（時間）

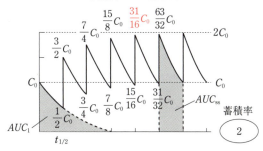

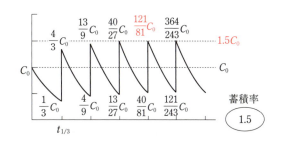

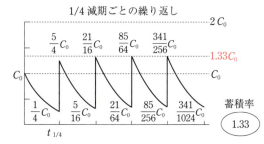

注：蓄積率 $R = \dfrac{1}{1 - e^{-k_{\text{el}} \cdot \tau}}$

このように5回程度繰り返したときの血中濃度（赤字部分）から蓄積率を概算できる．

半減期ごとの繰り返し投与の場合，$k_{\text{el}} \cdot t_{1/2} = \ln 2$ であるので，

$$e^{-k_{\text{el}} \cdot t_{1/2}} = e^{-\ln 2} = 2^{-1} = \frac{1}{2}$$

よって，$R = \dfrac{1}{1 - \dfrac{1}{2}} = 2$ となる．

定常状態における AUC_{ss} は，1回投与で求められる AUC_1 の値と等しくなる．

$AUC_1 = AUC_{\text{ss}}$

2-5-2 繰り返し投与（経口）

$$C_{ss, ave} = \frac{AUC_1}{\tau} = \frac{FX_0}{CL_{tot} \cdot \tau}$$

τ：投与間隔（時間）

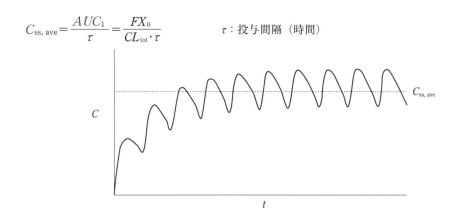

例：線形 1-コンパートメントモデルに従うことが知られている薬物 A を 50 mg 経口投与した後の AUC は 80 mg・hr/L で，消失半減期は 8 hr であった．12 時間ごとに 75 mg 経口投与するとき，定常状態における平均血中濃度は 10 mg/L となる．

2-6 生理学的速度論

(1) 速度論解析とパラメータの計算

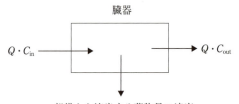

Q：組織血流量
C_{in}：組織への流入薬物量
C_{out}：組織からの流出薬物量
x：組織中の薬物量

組織中の薬物量の変化速度 ＝ 薬物の流入量の速度 － 薬物の流出量の速度
　　　　　　　　－ 組織から消失する薬物量の速度　……(1)

すなわち　　$\dfrac{dx}{dt} = Q \cdot C_{in} - Q \cdot C_{out}$ － 組織から消失する薬物量の速度　……(2)

組織から消失する薬物量が $CL_{org} \times C_{in}$ である場合に式は

$$\frac{dx}{dt} = Q \cdot C_{in} - Q \cdot C_{out} - CL_{org} \times C_{in} \quad \cdots\cdots(3)$$

ここで，CL_{org} は組織クリアランスである．

定常状態では $\dfrac{dx}{dt} = 0$ なので，(3)式は

$$0 = Q(C_{in} - C_{out}) - CL_{org} \times C_{in}$$

よって，

$$CL_{org} = Q \frac{C_{in} - C_{out}}{C_{in}} \quad \cdots\cdots(4)$$

☆ 抽出率 $E = \dfrac{CL_{org}}{Q} = \dfrac{C_{in} - C_{out}}{C_{in}}$

(2) well-stirred model

① well-stirred model では下図のように毛細血管から流出してきた薬物は，組織内が well-stirred されているため，血液中の薬物が素早く組織液中に移行（分布）し，分布平衡になると考える．したがって，血液中薬物濃度 ≒ C_{out} となると仮定している．

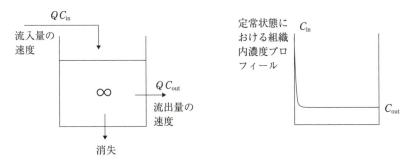

図2　well-stirred model

② 分布平衡後の組織液中薬物濃度を C_t とし，組織タンパクと結合していない薬物の割合（非結合形分率）を $f_{u,t}$ とすると，実際に代謝される薬物の濃度は $f_{u,t} \cdot C_t$ である．組織内で真に薬物が除去されるクリアランスを固有クリアランス（CL_{int}）とすると(1)式右辺の第3項である組織から消失する薬物量の速度は，

$$\text{組織から消失する薬物量の速度} = CL_{int} \cdot f_{u,t} \cdot C_t \text{ となる} \quad \cdots\cdots(5)$$

③ 血液と組織体液間の薬物濃度は分布平衡になっているので，血液中の非結合形濃度と組織液中の非結合形濃度は等しい．よって，血液中の非結合形分率を $f_{u,p}$ とすると，

$$f_{u,t} \cdot C_t = f_{u,p} \cdot C_{out}$$

(5)式から，$CL_{int} \cdot f_{u,t} \cdot C_t = CL_{int} \cdot f_{u,p} \cdot C_{out}$ ……(6)

(6)式右辺を(3)式の第3項とすると

$$\frac{dx}{dt} = Q \cdot C_{in} - Q \cdot C_{out} - CL_{int} \cdot f_{u,p} \cdot C_{out} \quad \cdots\cdots(7)$$

定常状態を仮定すると(7)式は

$$0 = Q \cdot (C_{in} - C_{out}) - CL_{int} \cdot f_{u,p} \cdot C_{out}$$

$$f_{u,p} \cdot CL_{int} = Q \cdot \frac{C_{in} - C_{out}}{C_{out}} \quad \cdots\cdots(8)$$

(4)式と(8)式から

$$CL_{org} = \frac{Q_h \cdot f_{u,p} \cdot CL_{int}}{Q_h + f_{u,p} \cdot CL_{int}} \quad \cdots\cdots(9)$$

が得られる．

多くの薬物の肝からの消失は，上式で表される．

$$\text{よって，} CL_h = \frac{Q_h \cdot f_{u,p} \cdot CL_{int}}{Q_h + f_{u,p} \cdot CL_{int}}$$

☆肝クリアランスの最大値は 1.5 L/min or 90 L/hr

※上式 CL_h の Q_h は肝血流量を指し，一般に 1.5 L/min である．

※心拍出量は，一般に 7 L/min 前後

1）血流律速型 ≒ Q_h（高抽出型：E_h 大）

　　　リドカイン（CYP1A2, CYP3A4）

　　　プロプラノロール（CYP1A2, CYP2D6）

2）代謝律速型（タンパク結合感受性）≒ $f_{u,p} \cdot CL_{int}$（低抽出型）

　　　フェニトイン（CYP2C9），ジアゼパム（CYP2C19），ワルファリン（CYP2C9），キニジン（CYP3A4），ジギトキシン（CYP3A4）

　　　これらのタンパク結合率は 90％以上

3）代謝律速型（タンパク結合非感受性）≒ $f_{u,p} \cdot CL_{int}$（低抽出型）

　　　テオフィリン（CYP1A2, CYP3A4），アンチピリン

$$CL_h = \frac{Q_h \cdot f_{u,p} \cdot CL_{int}}{Q_h + f_{u,p} \cdot CL_{int}}$$

　　1）では $Q_h \ll f_{u,p} \cdot CL_{int}$

　　2），3）では $Q_h \gg f_{u,p} \cdot CL_{int}$

重要：2），3）の薬物のバイオアベイラビリティは 90〜100％である．

○心不全（肝血流量の低下）

・高抽出型　$k_m \cdot V_d = CL_h ≒ Q_h$　Q_h 減少，V_d 変化なし，k_m 減少

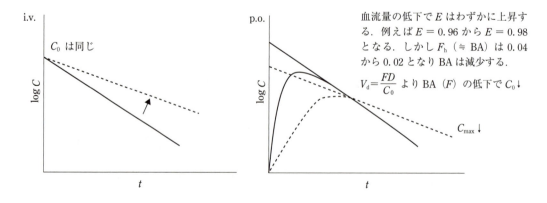

血流量の低下で E はわずかに上昇する．例えば $E = 0.96$ から $E = 0.98$ となる．しかし F_h（≒ BA）は 0.04 から 0.02 となり BA は減少する．

$V_d = \frac{FD}{C_0}$ より BA（F）の低下で $C_0 \downarrow$

$C_{max} \downarrow$

○血漿タンパク結合率の低下（タンパク結合感受性薬物の場合）　$V_d = V_p + \dfrac{f_{u,p}}{f_{u,t}} V_t$

・低抽出型　$k_m \cdot V_d = CL_n \fallingdotseq f_{u,p} \cdot CL_{int}$　　$f_{u,p}$ 上昇，k_m 変化なし，V_d 増加

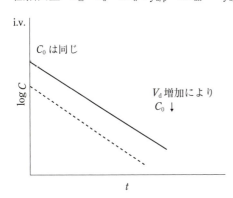
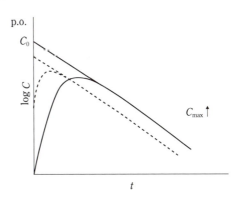

・高抽出型（特にタンパク結合感受性）

$CL_{org} = Q_h$　　Q_h は変化しないので $V_d \uparrow$
$\times k_{el} \downarrow \fallingdotseq Q_h$ となる．

プロプラノロール　タンパク結合率　90％以上
リドカイン　　　　タンパク結合率　60〜70％

ただし，$f_{u,p}$ が 0.02 から 0.04 になると 2 倍代謝されることになる．したがって，例えば E は 0.96 から 0.98 となり，ほとんど変化がないが，F_h（$\fallingdotseq$ BA）は 0.04 から 0.02 となり BA（F）は 1/2 となる．

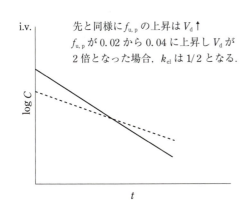

先と同様に $f_{u,p}$ の上昇は $V_d \uparrow$
$f_{u,p}$ が 0.02 から 0.04 に上昇し V_d が 2 倍となった場合，k_{el} は 1/2 となる．

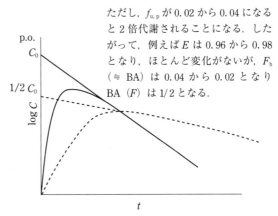

2-7　非線形速度論

(1) 消失過程に飽和がみられる場合

$$v = \dfrac{dX}{dt} = -\dfrac{V_{max} \cdot C}{K_m + C}$$

☆消失速度は，V_{max} となる．

(2) タンパク結合に飽和がみられる場合

☆非結合形薬物濃度が上昇

例えば，$\dfrac{dC}{dt} = -k_{el} \cdot C = -k_{el}[f_{u,p} \cdot C]$

$f_{u,p}$ が大きくなるので消失速度 $\dfrac{dC}{dt}$ は速くなる．

$\dfrac{dX}{dt}$：消失速度（量/時間）

V_{max}：最大消失速度（量/時間）

K_m：ミカエリス・メンテン定数（単位は濃度）

付録2　重要公式のまとめ

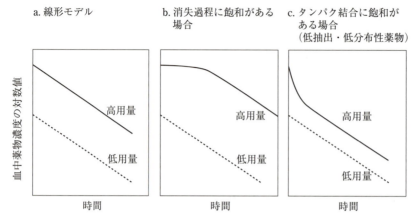

図3　非線形性を示す場合の血中薬物濃度の時間推移

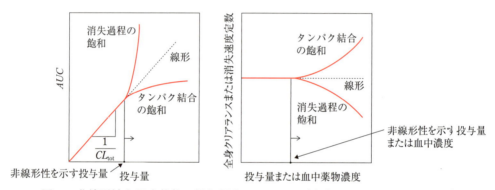

図4　非線形性を示す薬物の投与量とAUCおよび全身クリアランスとの関係

表1　線形モデルと非線形モデルの違い

	線形コンパートメントモデル	非線形コンパートメントモデル	
		肝代謝における飽和 腎排泄（尿細管分泌）の飽和	タンパク結合の飽和
特徴	薬物の吸収，分布，代謝，排泄過程が投与量によらず，一次速度式に従う．	消失過程は通常 Michaelis-Menten 式に従う．そのため，高投与量では0次速度式に従い消失．	血漿中薬物の非結合形分率が高濃度で増加するため，消失速度定数が高濃度時に大きくなる．
投与量を増加させた場合の薬物動態パラメータの変化	・CL_{tot}, $t_{1/2}$ は一定 ・AUC/投与量の比は一定 ・代謝率や排泄率は一定	・CL_{tot} は減少し，$t_{1/2}$ は増大する ・AUC/投与量の比は投与量の増加により増大 ・代謝率や排泄率は減少	・CL_{tot} は増大し，$t_{1/2}$ は減少する ・AUC/投与量の比は投与量の増加により減少
例	ほとんどの薬物	フェニトイン サリチル酸	ワルファリン フェニルブタゾン トルブタミド

2-8 | モデル非依存性速度論解析（モーメント解析）

☆数学的モデルを構築せず，実測データに基づいて解析する（統計値を指す）.

(1) 0次モーメント $\quad m_0 = \int_0^\infty C \mathrm{d}t = AUC \quad$ <u>薬物量の合計</u>

(2) 一次モーメント $\quad m_1 = \dfrac{\displaystyle\int_0^\infty t_1 C \mathrm{d}t}{\displaystyle\int_0^\infty C \mathrm{d}t} = \dfrac{AUMC}{AUC} = MRT \quad$ <u>平均値</u>

$\quad\quad AUMC$：一次モーメント-時間曲線下面積

$\quad\quad MRT$：平均滞留時間

(3) 二次モーメント $\quad m_2 = \dfrac{\displaystyle\int_0^\infty (t - m_1)^2 C \mathrm{d}t}{\displaystyle\int_0^\infty C \mathrm{d}t} = VRT \quad$ <u>平均値からの分散</u>

$\quad\quad VRT$：滞留時間の分散

(4) コンパートメントモデル解析とモーメント解析の対応

静注（i.v. injection）

$$MRT_{\mathrm{iv}} = \frac{1}{k_{\mathrm{el}}} = \frac{V_{\mathrm{d}}}{CL_{\mathrm{tot}}}$$

$$VRT_{\mathrm{iv}} = \frac{1}{k_{\mathrm{el}}^2}$$

経口（p.o.）

$$MRT_{\mathrm{po}} = \frac{1}{k_{\mathrm{a}}} + \frac{1}{k_{\mathrm{el}}}$$

$$VRT_{\mathrm{po}} = \frac{1}{k_{\mathrm{a}}^2} + \frac{1}{k_{\mathrm{el}}^2}$$

$$MAT = \frac{1}{k_{\mathrm{a}}} = MRT_{\mathrm{po}} - MRT_{\mathrm{iv}}$$

$\quad\quad MAT$：平均吸収時間

日 本 語 索 引

ア

アスコルビン酸　5
アスペノン　91, 92
N-アセチル転移酵素　26
アセトアミノフェン　6
アトロピン　6
アプリンジン　91, 92
アミトリプチリン　5, 6
アミノ酸トランスポーター　5
p-アミノ馬尿酸　30, 31, 102
アミノフィリン　64, 105, 106
アリールハイドロカーボン受
　容体　25
アルブミン　9
アンチピリン　128
α_1-酸性糖タンパク質　9
α 相　85
α-メチルドパ　5

イ

維持投与速度　63, 64
維持投与量　82, 83
一次性能動輸送　1
一次速度過程　85
1 次モーメント　93, 131
遺伝的多型　26
イトラコナゾール　24
胃内容物排出速度　4
イヌリン　30, 31, 32, 102
イミプラミン　6, 23, 26
イリノテカン　26

エ

エノキサシン　6
エバンスブルー　14
エリスロマイシン　5, 24

オ

n-オクタノール/水分配係数
　17, 18
オメプラゾール　5, 25, 26
重さ　113

カ

解離　3
片対数グラフ-プロット　55
ガバペンチン　5
カルバマゼピン　27
肝クリアランス　46, 97
肝代謝　45
肝代謝速度定数　59
肝代謝率　50
肝抽出率　74

キ

希塩酸　5
キニジン　128
吸収　3
吸着　6
吸収速度定数　67
吸収部位コンパートメント
　71
急速静注　51
　定速静注　63, 67
急速静注モデル　54
急速静脈内投与　120
競合阻害　13
近位尿細管　30

ク

クエン酸　5
クラリスロマイシン　24, 107
繰り返し経口投与　82

繰り返し静脈内投与　81
　経口　126
　静注　125
グルクロン酸転移酵素　22
グルクロン酸抱合　22
D-グルコース　32
クレアチニン　30, 31, 32
グレープフルーツジュース
　25, 27, 99, 100
クロルプロマジン　6

ケ

経口投与　75, 124
　血中濃度-時間曲線　70
血液胎盤関門　14
血液脳関門　16
血液脳関門透過速度　17, 18
血液脳脊髄液関門　16
結合　6
結合阻害　10
結合定数　11
血漿タンパク結合　9
血漿タンパク結合率　34, 43
血漿タンパク質　9
血漿タンパク非結合率　90
血中濃度-時間曲線　71
血中濃度-時間曲線下面積
　42, 53, 72, 90, 95, 96, 100
血中濃度推移　78
　急速静注　65
血中濃度データ　85
ケトコナゾール　24

コ

コデイン　6
コレスチミド　6
コレスチラミン　6

コレステロール　6
1-コンパートメント急速静注
　モデル　51, 53
コンパートメントモデル　39,
　40
1-コンパートメントモデル
　71
　1次吸収過程　68

サ

再吸収率　36, 37
サラゾスルファピリジン　23
サリチル酸　130
残差法　69
残余法　67, 69

シ

ジアゼパム　128
ジアゼパム・サイト　9
ジギトキシン　6, 128
ジギトキシン・サイト　9
糸球体ろ過　29
糸球体ろ過速度　31
シグマ・マイナスプロット
　59
シグマ・マイナスプロット法
　56, 60
ジゴキシン　5, 6, 107
自己誘導　27
指数　53
ジスチグミン　6
自然対数　53
シトクロム P450　22, 24
ジフェンヒドラミン　6
シプロキサシン　6
シメチジン　5, 24
受動拡散　1
消化管運動　6
消化管壁通過率　27
常在型アンドロスタン受容体

25
消失相　84, 85
消失速度　40, 42, 44, 89
消失速度定数　40, 47, 52, 54,
　57, 58, 60
消失半減期　53, 54, 105
脂溶性　3
静脈内投与　75
常用対数　53
初回通過効果　7, 73
初回負荷投与量　82
腎クリアランス　31, 33, 46,
　97
腎血漿流量　31
腎排泄　30, 45, 46
腎排泄率　50

ス

スキャッチャード式　115
Scatchard プロット　12, 13

セ

生物学的同等性　76
生物学的半減期　42, 47
生物学的利用能　7, 48, 73, 76
　指標　76
西洋オトギリソウ　5
生理学的速度論　126
絶対的バイオアベイラビリティ
　49, 50, 73
セファドロキシル　5
セファレキシン　5
線形コンパートメントモデル
　39, 130
線形1-コンパートメントモデ
　ル　34, 35, 40, 43, 44, 47,
　49, 62, 119, 120
　急速静注　51
　経口投与　67
　反復投与　78

線形2-コンパートメントモデ
　ル　84, 86
線形モデル　40
全身クリアランス　35, 42, 44,
　45, 48, 53, 116
セントジョーンズワート　5,
　25

ソ

相対的バイオアベイラビリティ
　49
促進拡散　1
速度的バイオアベイラビリティ
　48, 76
組織クリアランス　97
ソリブジン　23

タ

代謝速度　45
代謝速度定数　45
代謝率　53
体循環コンパートメント　39,
　41, 43, 45, 46, 84
体内コンパートメント　71
胎盤関門　14
タリノロール　5
単位合わせ　113
胆汁酸　6
胆汁中排泄　14
単純拡散　1, 3
タンパク結合　10

チ

蓄積率　80, 81
チザニジン　27
抽出率　120
腸肝循環　15

テ

定常状態　62, 81

投与間隔　82
定常状態血中濃度　62, 65, 106
定速静注　61
　開始と停止　62
　急速静注　63, 67
定速静注モデル　62
テオフィリン　64, 105, 106, 107, 128
デコンボリューション　95
デシプラミン　26
テトラサイクリン　6
点滴静注　122
点滴静注速度　64
点滴投与　61

ト

等比数列の和　80
投与間隔　80
投与計画　63
投与設計　105
投与速度　61, 62, 89
当量濃度　113
ドキシサイクリン　6
トランスポーター　5
トリアゾラム　27
トルブタミド　130
ドンペリドン　6

ニ

二次性能動輸送　1
2次モーメント　93, 131
ニフェジピン　27
尿細管　30
尿細管分泌　30
尿細管分泌クリアランス　36, 37
尿中総排泄量　59
尿中排泄速度　30, 31, 45
尿中排泄速度定数　45, 57, 58, 60
尿中未変化体排泄率　35
尿排泄データ　56

ノ

濃度　113
能動輸送　30
脳毛細血管内皮細胞　16
ノルトリプチリン　5
ノルフロキサシン　6

ハ

バイオアベイラビリティ　7, 22, 27, 48, 77
排泄　29
バクロフェン　5, 17
バルプロ酸　107
バンコマイシン　105
反復投与　78

ヒ

非競合阻害　13
非線形コンパートメントモデル　130
非線形速度論　129
　消失過程の飽和　88
　タンパク結合の飽和　90
非線形薬物動態　88
ビタミンB_2　4
P-糖タンパク質　5, 17, 30

フ

ファモチジン　5
フェキソフェナジン　5, 18
フェニトイン　88, 108, 128, 130
フェニルブタゾン　6, 130
フェノバルビタール　25, 27
フェロジピン　27
負荷投与量　63, 64, 65, 83

複合体形成　6
ブチルスコポラミン　6
普通軸　53
プラバスタチン　105
プラバスタチンナトリウム　6
フリップ・フロップ現象　67, 70
プレグナン X 受容体　25
不連続内皮　14
プロパンテリン　4, 6
プロプラノロール　128
プロベネシド　37, 104
分子量　3
分布相　84, 85
分布容積　13, 43, 53

ヘ

平均吸収時間　95, 96
平均血中濃度　81
平均滞留時間　93, 94, 95, 96
ペニシリン　6
ペプチドトランスポーター　5
ベラパミル　108
ベンジルペニシリン　14
ベンゾジアゼピン　6
β相　85

ホ

Vaughan Williams 分類　92

マ

膜輸送　1
末梢コンパートメント　85

ミ

ミカエリス定数　23
ミカエリス・メンテン式　115
みかけの分布容積　40, 41, 48
密着結合　16
ミノサイクリン　6

脈絡叢上皮細胞　16
Michaelis 定数　3, 88, 92
Michaelis-Menten 式　3, 23,
　88, 92

メ

メチシリン耐性黄色ブドウ球
　菌　105
メチルジゴキシン　6
メトクロプラミド　4, 6
メトトレキサート　36, 104
メトプロロール　99

モ

モサプリド　6
モデル非依存性速度論解析
　131
モデル非依存パラメーター
　93
モーメント解析　93, 131
モーメントパラメーター　93
モル濃度　113
モルヒネ　6, 23, 106

ヤ

薬液量　64
薬物
　吸収部位と投与剤形　2
　生体膜透過　1
　組織移行性　13

尿中排泄機構　29
　脳への分布　16
　リンパ系への移行　15
薬物吸収　4
薬物相互作用
　吸収過程　5
薬物速度論　39
薬物代謝　21
薬物代謝酵素　21
　遺伝的多型　25
　動態パラメータ　39, 41

ユ

有機アニオントランスポーター
　5
有効ろ過圧　29
UDP-グルクロン酸　22
UDP-グルクロン酸転移酵素
　22

ラ

ラニチジン　5
ランソプラゾール　5
Langmuir 式　11, 114
Lineweaver-Burk プロット
　24

リ

リセドロン酸ナトリウム　6,
　7

リドカイン　128
リファンピシン　5, 25
リボフラビン　4, 6
量　113
両逆数プロット　12, 13
量的バイオアベイラビリティ
　22, 48, 50, 76
リン酸　5

ル

累積吸収量　75
累積尿中排泄量-時間曲線　60

レ

0 次モーメント　93, 131
レボドパ　5, 6, 17, 18

ロ

ろ過クリアランス　33
ログ・レートプロット　57,
　59
ログ・レートプロット法　56

ワ

ワルファリン　6, 27, 128, 130
ワルファリン・サイト　9
Wagner-Nelson 法　75

外 国 語 索 引

A

AhR　25
area under the first moment
　curve　95, 96
AUC　42, 77, 82, 86, 90, 94,
　95, 96, 100
AUMC　94, 95, 96

B

bioequivalence　76

C

CAR　25
CPT-11　26
CYP　24
CYP1A2　21, 27
CYP3A4　21, 25, 27, 99, 100
CYP2C9　21
CYP2C19　21, 26
CYP2D6　21, 26

D

double reciprocal plot　115

E

EBA　76
extent of bioavailability　76

F

first-pass effect　7

G

gastric emptying rate　4
GER　4
GFR　31

I

i. v. infusion　122
i. v. injection　120

L

Lineweaver-Burk plot　115
loading dose　63, 83

M

maintenance dose　63
MAT　95, 96
MDR1　5
MRSA　105
MRT　93, 94, 95, 96

N

NAT2　26

O

OAT　5
OATP1　5

P

PEPT1　5
P-gp　5

pH　5
p. o.　124
PXR　25

R

rate of bioavailability　76
RBA　76
RPF　31

S

SN-38　26
steady state　62

T

TDM　105
therapeutic drug monitoring
　105
tight junction　16

U

UGT1A1　26

V

vol%　113

W

well-stirred model　101, 115,
　127
w/v%　113